U0344969

深度看见

艾瑞克森催眠法

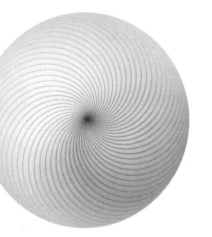

[美] 米尔顿·艾瑞克森（Dr.Milton Hyland Erickson）

史德奈·罗森（Sidney Rosen）————— 著

尧俊芳 ————————————— 译

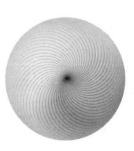

天津出版传媒集团

天津科学技术出版社

著作权合同登记号：图字 02-2020-167号

图书在版编目（CIP）数据

深度看见：艾瑞克森催眠法 / (美) 米尔顿·艾瑞
克森, (美) 史德奈·罗森著；尧俊芳译；武志红导读.
-- 天津：天津科学技术出版社，2021.4（2022.11重印）
（可以让你变得更好的心理学书）
书名原文: My Voice Will Go With You
ISBN 978-7-5576-8235-4

Ⅰ.①深… Ⅱ.①米… ②史… ③尧… ④武… Ⅲ.
①催眠治疗 Ⅳ.①R749.057

中国版本图书馆CIP数据核字(2020)第113170号

深度看见：艾瑞克森催眠法
SHENDU KANJIAN:AIRUIKESEN CUIMIANFA
责任编辑：孟祥刚
责任印制：兰　毅
出　　版：天津出版社传媒集团
　　　　　天津科学技术出版社
地　　址：天津市西康路35号
邮　　编：300051
电　　话：（022）23332490
网　　址：www.tjkjcbs.com.cn
发　　行：新华书店经销
印　　刷：北京中科印刷有限公司

开本640×960　1/16　印张22.5　字数300 000
2022年11月第1版第2次印刷
定价：48.00元

一本好书，一个灯塔

| 武志红 |

今年，我 44 岁，出版了十几本书，写的文章字数近 400 万字。并且，作为一名心理学专业人士，我也形成了对人性的一个系统认识。

我还可以夸口的是，我跳入过潜意识的深渊，又安然返回。

在跳入的过程中，我体验到"你注视着深渊，深渊也注视着你"这句话中的危险之意。

同时，这个过程中，我也体验到，当彻底松手，坦然坠入深渊后，那是一个何等美妙的过程。

当然，最美妙的，是深渊最深处藏着的存在之美。

虽然拥有了这样一些精神财富，但我也知道苏格拉底说的"无知"之意，我并不敢说我掌握了真理。

我还是美国催眠大师米尔顿·艾瑞克森的徒孙，我的催眠老师，是艾瑞克森最得意的弟子斯蒂芬·吉利根，我知道，艾瑞克森做催眠治疗时从来都抱有一个基本态度——"我不知道"。

只有由衷地带着这个前提，催眠师才能将被催眠者带入到潜意识深处。

所以我也会告诫自己说，不管你形成了什么样的关于人性的认识体系，都不要固着在那里。

不过，同时我也不谦虚地说，我觉得我的确形成了一些很有层次的认识，关于人性，关于人是怎么一回事。

然后，再回头看自己过去的人生时，我知道，我在太长的时间里，都是在迷路中，甚至都不叫迷路，而应该说是懵懂，即，根本不知道人性是怎么回事，自己是怎么回事，简直像瞎子一样，在悬崖边走路。

我特别喜欢的一张图片是，一位健硕的裸男，手里拿着一盏灯在前行，可一个天使用双手蒙上了他的眼睛。

对此，我的理解是，很多时候，当我们觉得"真理之灯"在手，自信满满地前行时，很可能，我们的眼睛是瞎的，你走的路，也是错的。

在北京大学读本科时，曾对一个哥们儿说，如果中国人都是我们这种素质，那这个国家会大有希望。现在想起这句话觉得汗颜，因为如果大家都是我的那种心智水平，肯定是整个社会一团糟。

这种自恋，就是那个蒙上裸男眼睛的天使吧。

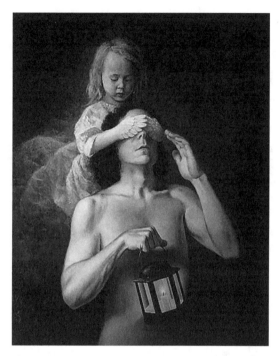

© 2006 Steven Kenny

　　所幸的是，这个世界上有各种各样的好书，它们打开了我的智慧之眼。

　　一直以来，对我影响最重要的一本书，是马丁·布伯的《我与你》。

　　我现在还记得，我是在北大图书馆借书时，翻那些有借书卡的木柜子，很偶然地看到了这个书名《我与你》，莫名地被触动，于是借阅了这本书。

　　这对我应该是个里程碑的事件，所以记忆深刻，打开这个柜子抽屉的情形和感觉，现在还非常清晰，好像就发生在昨天。

这一本书对我触动极大，胜过我在北大心理学系读的许多课程，我当时很喜欢做读书笔记，而且当时没有电脑，都是写在纸质的笔记本上。我写了满满的一本子读书笔记，可一次拿这个本子占座，弄丢了，当时心疼得不得了。

不过，本子虽然丢了，但智慧和灵性的种子却种在了我心里，后来，每当我感觉自己身处心灵的迷宫时，我都会想起这本书的内容，它就像灯塔一样，指引着我，让我不容易迷路。

那些真正的好书，就该有这一功能。

在《广州日报》写心理专栏时，我开辟了一个栏目"每周一书"，尽可能做到每周推荐一本心理学书，专栏后来有了一定的影响力，常有读者说，看到你推荐一本书，得赶紧在网上下单，要是几天后再下单，就买不到了。

特别是《我与你》这本书，本来是很艰涩的哲学书，也因为我一再推荐，而一再买断货，相当长时间里，一书难求。

现在，我和正清远流文化公司的涂道坤先生一起来策划一套书，希望这套书，都能有灯塔的这种感觉。

我和涂先生结缘于多年前，那时候涂先生刚引进了斯科特·派克的《少有人走的路》。很多读者在读完后，都说这是一本让人振聋发聩的好书，然而在当时，知道它的人很少。我在专栏上极力推荐这本书，随即销量渐渐好了起来，成为了至今为人称道的畅销书。然而，那时我和涂先生并不认识，直到去年我们才见面相识，发现很多理念十分契合，说起这件往事，也更觉得有缘，于是便有了一起策划丛书的念头。

我们策划的这套丛书，以心理学的书籍为主，都是严肃读物，但它们都有一个共同点：作为普通读者，只要你用心去读，基本都能读懂。

并且，读懂这些书，会有一个效果：你的心性会变得越来越好。

同时，这些书还有一个共同点：它们都不会说，要束缚你自己，不要放纵你的欲望，不要自私，而要成为一个利他、对社会有用的人……

假如一本书总是在强调这些，那它很可能会将你引入更深的迷宫。

我们选的这些书，都对你这个人具有无上的尊重。

因为，你是最宝贵的。

我特别喜欢现代舞创始人玛莎·格雷厄姆的一段话：

有股活力、生命力、能量由你而实现，从古至今只有一个你，这份表达独一无二。如果你卡住了，它便失去了，再也无法以其他方式存在。世界会失掉它。它有多好或与他人比起来如何，与你无关。保持通道开放才是你的事。

　　每个人都在保护自己的主体感，并试着在用各种各样的方式，活出自己的主体感。只有当确保这个基础时，一个人才愿意敞开自己，否则，一个人就会关闭自己。

　　人性的迷宫，人生的迷途，都和以上这一条规律有关，而一本好书，一本好的心理学书籍，会在各种程度上持有以上这条规律，视其为基本原则。

　　可以说，我们选择的这些书，都不会让你失去自己。

　　一本这样的好书，都建立在一个前提之上——这本书的作者，他在相当程度上活出了自己，当做到这一点后，他的写作，就算再严肃，都不会是教科书一般的枯燥无味。

　　这样的作者，他的文字中，会有感觉之水流，会有电闪雷鸣，会有清风和青草的香味……

　　总之，这是他们真正用心写出的文字。

　　每一个活出了自己的人，都是尚走在迷宫中的我们的榜样，而书是一种可以穿越时间和空间的东西，我们可以借由一本好书，和一位作者对话，而那些你喜欢的作者，他们的文字会进入你心中，照亮你自己，甚至成为你的灯塔。

　　愿我们的这套丛书，能起到这样的作用：

　　帮助你更好地成为自己，而不是教你成为更好的自己，因为你的真我，本质上就是最好的。

深度看见，必将带来深度改变

| 武志红 |

前段时间，有位朋友的女儿为了报考国外名牌大学，在学校里疯狂补习英语。托福满分是 120 分，她必须考到 110 分以上才有可能被录取，离考试的时间越近，她就越紧张。转眼就到了考试的前一天，她已经到了吃不下饭、睡不着觉的程度，精神几乎崩溃。如果带着这种状态去考试，肯定没戏，于是朋友让女儿回趟家，想下班后好好和她沟通一下。回家见到女儿，朋友猛地想起这几天家里刚换了 Wifi 密码，于是赶忙告诉女儿，谁知女儿说，自己早就知道密码了。

"你是怎么知道的？"

"我猜的。"

"我想这次考试你肯定能过。"

"为什么？"

"这么难的 Wifi 密码你都能猜中，那些选择题对你来说，就是小菜一碟。"

"可是，我知道你常用的几个密码呀！"

"但考试中的选择题，也都是你复习过的，而且比 Wifi 密码的选项少得多。"

听完父亲的话，女儿顿时就笑了，之前积攒的紧张和焦虑，顷刻间消散了一大半。那天晚上，她踏踏实实睡了一个好觉，第二天上考场，考了 114 分。

那段时间，朋友正巧在看催眠术大师艾瑞克森的书，他与女儿看似简单的对话，里面其实有着明显的心理暗示。这种暗示形成了催眠，触及了女儿的潜意识，让她看见自己本身具有的能力，提升了自信。

长期以来，人们对催眠有着很多误解，认为催眠是一种带有娱乐性质的表演，或是一种诡秘的精神控制——也就是大家常说的洗脑。过去，我也对催眠有些抵触，觉得催眠就是妄图影响别人，并让别人按自己的意思行事。但艾瑞克森让我改变了想法，随着我对他越了解，我对催眠的好感就越强。

催眠绝对不是洗脑。洗脑是一种精神控制，而催眠则是思维的沉睡，身体的松弛，灵魂的苏醒。它们有着两个最根本的区别——

一、洗脑通常是在一个封闭环境中进行的，目的是封闭人的思想。上面故事中的那位女儿，每天在学校里疯狂备考，做的是同样的事，打交道的也都是和她一样整天刷题的同学，因此不知不觉中，思维就被限制在了一条狭窄的隧道中，觉得整个世界最重要的事就是考试，考过了万事大吉，考不过人生就完了。当这些念头不断闪回，她陷入了对结果的眩晕，自然越来越紧张、焦虑。传销组织在开"洗脑"大会时，会将人关在宾馆内，并且禁止与外界联系，目的就是营造一个封闭的环境，禁锢人的思维。

被洗脑的人，情绪奔腾而没有边界，因此他们都很焦躁，行为也很盲目。与之不同的是，催眠能让奔腾的思维沉睡，并且重新构建与外界的通道，心灵敞开，潜意识被唤醒，人感知着自己，也感知着广阔的世界。

在艾瑞克森的案例中，有一则让我印象深刻。一位正值妙龄的护士，流露出严重的自杀倾向，她把心爱的首饰和衣服全部送人，还向医院递交了辞职信。每个人都心知肚明，她走出医院的那一天，就将是她生命的终点。在女孩离职的前几天，艾瑞克森和她谈了一次话，第二天，女孩就失踪了，人们纷纷指责艾瑞克森，认为是他的胡言乱语加速了女孩的自杀。

直到 16 年后，艾瑞克森接到了一通电话，来电者正是当年的那位护士。她告诉艾瑞克森，那场谈话的当天下午，她走出医院大门后，直接去了海军招募中心，申请加入了海军护理队，后来又与一位军官相恋结婚，生了五个孩子，并在军队医院工作至今。

毫无疑问，16 年前的那场谈话，改变了女孩的一生。艾瑞克森究竟说了什么？事实上，他没说一句规劝或者宽慰的话，他只是让女孩去想象——想象自己正身处植物园、动物园和波士顿海滩，他绘声绘色地描述植物园里不同形状的叶子，以及小鸟轻巧地啄食水果，然后让嘴里的种子长成了一棵树；描绘育儿袋里的袋鼠宝宝努起嘴吃奶，候鸟用人类都无法了解的神奇本领进行着迁徙；还有飓风后恢复了平静的海滩，印第安人和殖民者的后裔都在这里踩着水嬉戏。艾瑞克森给女孩呈现出一个开放、温暖、鲜活、明快的世界，唤醒了她的想象力，让她走出了抑郁的"深井"。美国心理学家托马斯·摩尔在《心灵地图》中说："许多所谓的心理疾病，无非是想象力缺失的外在表现，而心理治疗就是引导想象力回归的过程。"

如果说洗脑是人为地限制想象力，那么，催眠就是让想象力张开双翼。

二、洗脑与催眠还有一个不同点，那就是洗脑让人忽视对心灵的关注，而把全部注意力都用来追逐外部目标，而催眠则是对内心的洞察与深入。正是基于这样的考虑，我们才将本书的书名从原来的《催眠之声伴随你》，改为《深度看见：艾瑞克森催眠法》。催眠能让人看见内心的焦虑、过去的伤痛，也看到自己隐藏的潜力与期待，并在潜意识中寻求改变，而这种改变往往是深远的，类似于佛教中的顿悟。正如艾瑞克森的弟子、美国催眠师斯蒂芬·吉利根所说："把问题保持在一个清澈的水池中，看看有没有一朵莲花会绽放。"催眠就是在激发"内心的花开"。

本书中，收录了很多艾瑞克森用催眠帮人们破解难题的故事，既有尿床、肥胖这样的日常困境，也有癌症、抑郁症这样的紧急情况，且囊括各个年龄段，可以说，艾瑞克森将催眠的作用发挥到了极致。读这些故事，常会让人感到如同暗夜中亮起火把，醍醐灌顶，受益匪浅。而艾瑞克森的催眠手法更是独到的，难以超越的。

比如在治疗一个每晚尿床的小男孩时，小男孩被父母强硬地拽进了艾瑞克森的办公室，男孩气得大呼小叫，拒绝接受艾瑞克森的治疗。而艾瑞克森采取的方法则是：先把孩子父母请出办公室，然后默默地看着号叫的小男孩，等到男孩喊累了，停下来换气时，艾瑞克森突然扯开嗓门，模仿男孩的频率，冲着男孩大声喊叫，继而对目瞪口呆的男孩说道："我的这轮结束了，现在换你了。"

这是一种加入，艾瑞克森用外人看似怪诞疯狂的方式，加入了小男孩的阵营。也正因此，当他停止哭号、并坐上一张椅子后，小男孩也学着自己的这位新"同伴"，安静地坐上了另一张。谈话由此开始，而对男孩而言，此刻坐在自己对面的，不再是一个高高在上的心理医生，也绝非父母的"帮凶"，而是自己的同类。对于这样的"同类"，男孩自然愿意打开心扉。

而更值得称道的是，艾瑞克森在后续的治疗中，只字未提"尿床"的事，而是讨论男孩喜欢的运动——棒球和射箭，艾瑞克森大赞这两项运动是了不起的科学，大赞男孩的身体协调性，对肌肉控制得很好。没过几个星期，男孩就不再尿床了，他接收到了艾瑞克森给出的暗示——如果一个人能很好地控制肌肉去击球和射箭，那么控制膀胱的括约肌，一定是小菜一碟。

在面对复杂的情况时，艾瑞克森更充分运用了催眠的智慧。一次，他去治疗一位精神分裂症患者，对方有着严重的被迫害妄想，认为自己正在被人追杀。艾瑞克森走进病房时，病人正在窗户上钉钉子，以防止追杀者进入。艾瑞克森立刻加入其中，与病人一起钉，而且比对方钉得还认真。钉完之后，艾瑞克森建议把地板上的缝隙也钉严实，然后，又建议病人与医院里的医生护士一起，加强医院的防范工作。就这样，艾瑞克森成功地带领病人走出了自己的病房，乃至整个医院，随着病人安全范围不断扩大，他逐渐从与世隔绝的孤独和恐惧中走出。

本书中，这样精彩的故事随处可见，而每个故事都表达出了同样的理念：无论是对别人，还是对自己，深度的看见和接纳，必将带来深度的改变。

目 录
CONTENTS

改变潜意识心智

My Voice Will Go With You

第一章

"你还没发现，你的生活已经被潜意识控制了。"当艾瑞克森对我说这句话时，我当时的反应，和日后听到我说出这句话的人一模一样。

但在当时，我以为艾瑞克森的意思是：人们的生活早就被潜意识框死了，所能做的，只剩下"了解自己所处的潜意识模式"这一件事了。后来我才明白，潜意识里的内容未必就不能改变。我们每天的经历不仅足以改变意识，也会深深地影响潜意识。比如，每次我读到一篇发人深省的文章，潜意识必定立刻产生变化；如果我与某位重要人物（对我而言意义重大的人）见面，潜意识也会发生变化。事实上，任何心理治疗的正面价值，都体现在当事人深层次的改变上，而这多半是与另一个或另一群人相遇的结果。

在我看来，如果治疗师能将精力放在"影响患者的潜意识心理模式（包括价值观与行为准则）"上，持久而有效的改变也就不再是奢望了。艾瑞克森十分赞同这一观点，他甚至在晚年时特意为此创立了一套模式——教学研讨会。

最后一次与艾瑞克森见面时，他解释了建立这一模式的初衷：

"以前，我需要在每个患者身上花费大把时间，相比起来，我宁愿教给更多人如何破解这些难题。无数人来信告诉我：'你彻底改变了我对待患者的方式。'现在，我的患者比以前更多了，但我花在他们身上的时间却更少了。"

我问他其中有什么奥秘。

他回答："他们来我这里听了故事，回家后发生了改变，仅此而已。"

显然，"来我这里听了故事"并不简单，其中必然蕴含着拨开迷雾的洞察力，包含着对人性的深度看见，包括各种期待与沟通。就拿艾瑞克森来说，每次他与人会面，都能让对方经历不同层次的催眠状态，并让人们带着正面期待，在催眠中接受他所传递出的信息。不仅如此，艾瑞克森还认为，如果听众能"遗忘"掉某个故事（对故事情节有健忘反应），那么这个故事的功效将会更加深远。

在"讲故事"的过程中，艾瑞克森遵循着古老的传统。自人类蒙昧初开时，故事就一直充当着传播文化、伦理与道德规范的有效手段。裹上糖衣的良药容易入口，单刀直入的教诲难入人心，当忠言以引人入胜的故事呈现出来时，人们会乐于接受。为了达到这样的效果，艾瑞克森施展了他讲故事的技巧——专门选取那些与医学、心理学、人类学有关的有趣故事。在这些超出了患者与治疗师预期的故事中，处处散发着意义非凡的暗示意味。

在催眠状态中学习

根据艾瑞克森所说，催眠状态最能促成人们学习与改变。它并非是强迫人入睡，患者不会受到治疗师的"压制"，也不会失去自制力而任人摆布。事实上，催眠是一种人人都曾经历过的自然状态，而最常见的催眠，当属做白日梦时的恍惚时刻。此外，当我们进行冥想、祈祷或运动（例如被人称为"动态冥想"的慢跑活动）时，也容易产生某些形式的催眠。凡是身处其中的人，会对心智、幻觉等内在变化相当敏感，而对诸如声音、动作之类的外在刺激，却不怎么在意。

在催眠状态下，患者往往能凭直觉对各种梦境及其象征意义做出判断，对其他潜意识形式的意义也能很好地理解，他们很少会做理性思考，其状态十分接近艾瑞克森所说的"潜意识学习状态"。正因如此，患者会很容易接受治疗师给出的暗示，不会出现强烈的抗拒。不过，要是暗示与患者自身的价值体系产生冲突，这些暗示就很难发挥作用了。另一方面，患者也很可能部分甚至全部遗忘了催眠体验，但这种健忘绝非是催眠的特性。

在引导患者进入催眠的过程中，治疗师必须设法吸引对方的注意力，将其关注点转向内在世界——引导患者看到自己的内在，从而产生催眠回应。这类催眠回应来自患者自身"浩瀚的信息宝库"，既能顺应治疗师引导的方向，也与患者的需求息息相关。想要获得这样的回应，治疗中就要以间接的方式给出暗示，比如穿插在稀松平常的对话中，或者是有趣的故事里。

在催眠过程中，治疗师必须敏锐地观察患者的微妙改变，尤其是全神贯注时的各种生理变化，比如患者是否面无表情、双眼直视、停止眨眼，还是整个人都僵住了。一旦这一连串反应集中出现，说明患者多半已经进入了轻度催眠状态。此时，就是给出暗示的大好时机。当然，也可以直接表示："安心停留在这个状态。"治疗师很清楚，患者此时正在处理由潜意识释放出的信息。

艾瑞克森所选取的故事，往往沿袭着童话故事、《圣经》故事以及民间传说的核心模式。比如在民间传说中，探索是故事的重要主题，而艾瑞克森经由暗示带给患者的内心感受，其跌宕起伏的程度与最终收获的成就感，丝毫不逊色于任何神话。此外，由于艾瑞克森讲述的故事常带有强烈的美国特色，因此，他一直被视为美国的传奇人物。

尽管如此，必然有人还是会对故事的效果产生质疑，他们并不知道好故事所具备的力量，在很多方面，那很像是我们看完一部精彩电影后出现的"灼烧"（Glow）感。在观赏电影的过程中，很多人都会陷入意识转换的状态，我们会不自觉地对戏中的某位或多位角色产生认同，并在电影散场后神思恍惚，如临梦境。只不过，这种体验往往十分短暂，最多不超过 15 分钟。而聆听艾瑞克森讲故事的人，却很可能在多年以后发现自己依然身处故事的氛围里，他们的思维与行为也因此永久改观。

艾瑞克森将催眠定义为一种"唤醒与运转潜意识信息的过程"，根据他的解释，当人处于催眠状态中时，不难出现持久的改变。如果治疗师能深度看见患者的内心，帮其开启内在宝库，无论是否用故事作为媒介，患者都可以将尘封已久的信息重新变成行动，而在这个全新的行为模式中，充满了建设性与强大的自我。

这一过程与"洗脑"（Brain Washing）是不同的。最主要的区别就在于，"洗脑"缺乏文化方面的加持，效果很快就会烟消云散，而艾瑞克森的治疗方法却能促成自我的强大，进而引发深远的改变。或许正是因为这类改变通往成长与开放，效果才会如此震撼。当然，最有助于实现恒久改变的环境，莫过于艾瑞克森一直所倡导的——尊重个人的重要性，而且深信每一个人都能不断进步，拥有成长的可能。

输入正向信息

正如前面说的，正向信息能极大影响人的潜意识心智。艾瑞克森作为一位乐观且鼓励成长的治疗师，他与人展开的互动本身，便能给人带来积极的收获。而艾瑞克森的"故事"更是能促进正向信息的吸收，在讲述故事的过程中，艾瑞克森会添加新的素材，激发新的感受，提供新的经验。凡是在羞愧与闭塞中备受煎熬的人，都可以通过这些故事汲取到艾瑞克森自在、欢庆的生命哲学，他们的内心会获得多层次的触动，而所获取的各种信息，也会在清醒或催眠时纷纷呈现。之后，他们会发现，自己不再依赖过去陈旧的思维模式，也不再受限于自身狭窄的人生哲学，因为这些故事，他们发现了全新的可能——在意识与潜意识层面，自己都可以自由地选择接受或拒绝。

有些时候，患者会从故事中的人物或艾瑞克森身上找得认同，由此获得发自肺腑的成就感，这让他们在日后面对困境时更加自信。这一状况在治疗诸如早泄之类的性问题时，效果尤其显著：当治疗师引导患者在催眠状态中享受到了性，便等于在其记忆中烙下了关于成功的感受，以及对进一步成功的渴望。

当然，这世界上故事的作用不仅限于输入正向信息。有些故事的目的就是故意搅局，就是为了让人感到失望、停滞不前并从真实世界中抽离。这种情况下，人们想要改变处境，唯有向潜意识求助，而艾瑞克森的故事，也能为人们提供情绪与智慧的支持。

凭借深度看见的艾瑞克森的故事，单凭一些语句就足以改变人们一天的心情。一次，当我经过草地时，脑中蓦然闪过艾瑞克森的一句话："你知道每一片小草的颜色都不一样吗？"我马上凑近观察身边的绿地，发现果真是这样！那一整天，我都在用比平时更加敏锐的眼光看待一切。

此外，本书中的很多故事都涉及人际互动，甚至涉及人与人之间的控制行为。有人或许就此认定，艾瑞克森是在借助故事教导大家如何操纵别人。然而，这并非是这些故事的初衷，也不是它们带来的真实结果，事实上，艾瑞克森旨在用故事揭示人的内在改变。很多人在听过故事后，发现自己变得更加自由，更有创造力，这都是内在改变带来的显著结果。如果能从心灵的角度看待这些故事与其中的人物，势必能更加理解这些改变从何而来。举个例子来说，故事中的父母代表着行事规则、爱与后盾或其他扶助手段，但绝大多数的时候，他们代表着强悍的压力；至于故事中的儿童角色，则象征着我们内在的小孩——缺乏经验、渴望学习却又不知所措，自然朴拙却又鲁莽无知，并且行事不知变通。当人们对故事中的儿童产生认同时，一旦听说其终于克服了万难，迎向了成长，便会对自己的人生也充满了希望。

而在"重塑父母"的过程中，也常会催生出人们的内在改变，艾瑞克森所运用的观念，远比雅基·李·席夫（Jacqui Lee Schiff）在《精神病的沟通分析治疗》一书中所阐述的更为广泛。艾瑞克森将这些观念广泛运用于治疗中，取代了先前治疗师对患者所采取的"父母式"命令——艾瑞克森借助后催眠暗示，深度看见了患者的真实渴求，并将新的观念逐渐渗透到患者心中去。

在诱导催眠的过程中，艾瑞克森通过他经常说的"我的声音时刻与你同在"，将催化作用不断增强。通过这句话，他与被催眠者保持着密切的接触，而这句话本身，也可以被视为是后催眠暗示的征兆。与之作用类似的还有"你将见到一闪而过的彩色信号"，即使在治疗结束多年之后，当事人只要见到一闪而过的色彩，就依旧会对与其相关的后催眠暗示产生回应。

这类将治疗师的声音进行内化的情况，虽然也会出现在其他心理治疗中，但催眠治疗却是这一现象的最肥沃的土壤。劳伦斯·库比（Lawrence Kubie）曾在美国精神分析协会的会议中指出，在催眠状态中，催眠者与被催眠者的人际分界被消除了。因此，当被催眠者聆听催眠者的声音时，那些话语仿佛来自脑海深处——就像他自己的声音一般。这确实符合艾瑞克森的治疗步骤，艾瑞克森的声音会转化成人们自己的内在声音，无论身处何处，都能如影随形与之同在。

而最能完整传达出这些故事内涵与冲击力的方式，莫过于视频，如此听众便能深入体验艾瑞克森的声音变化、语气停顿、身体姿势，以及其他非语言信息在治疗过程中所起到的作用。遗憾的是，截至目前，几乎没有相关视频留存于世，而绝大多数的音频又不清晰，因此，本书以文字呈现出的这些故事，将有助于人们深入研究故事的内容。

治疗模式解析

艾瑞克森的案例常呈现出戏剧化的治疗结果，正因如此，有些人发出质疑，更有甚者干脆认为这些案例纯属虚构，纵然内容精彩，却并不真实。但根据我个人的实际观察，艾瑞克森的案例绝非虚构，事实上，我相信他的全部案例都是有所凭据的，只不过有时为了方便阅读，所以编写得会更戏剧化一些。

而那些相信艾瑞克森确实能给患者、学生以及其他治疗师带来戏剧化改变的人，往往又常将这些成效归功于艾瑞克森本人的魅力——其他治疗师非但望尘莫及，还很难模仿。然而近年来，各界人士开始尝试对他的沟通风格进行研究。

在《不寻常的心理治疗》（*Uncommon Therapy*）一书中，杰伊·哈利（Jay Haley）将艾瑞克森的特色总结为"策略式治疗"，即"治疗过程中，治疗师主动引导，针对每一项难题设定独特的治疗方式"。哈利指出，艾瑞克森不仅使用各式隐喻，而且"在隐喻中进行运作，引发改变"。哈利还特意说明，艾瑞克森一向避免任何形式的解析，因为他认为对"深见洞察力"的潜意识进行解析，往往会沦为可笑的理论化，就像强行把莎士比亚的每部戏都用一句话说明一样。他同时指出，艾瑞克森式治疗的主要特色包括："鼓励抗拒""提供其次的选项""利用受挫感促使患者产生回应""播种各种观念""扩大偏差"以及"指出症状所在"等等。

班德勒与格林德则遵照神经语言学（NLP）的处理方法，以微视方法解析艾瑞克森的沟通模式。比如，他们指出艾瑞克森常会"标明"散落在故事中的各种暗示，方法多半是通过停顿、改变姿势或语调变化来完成。此外，艾瑞克森还可能刻意将患者的名字安插在想要强调的暗示前面，以此达成"标明"的目的。

如何应用教育故事

　　艾瑞克森最重要及有效的一项治疗方式，便是"读心术"（Mind Reading）。通过仔细观察患者的行为，并给予患者充分的回应，艾瑞克森总能实现深度看见，让对方有种"心意已被知晓"的感受，并认定艾瑞克森对自己的内心世界了如指掌。这种"了解"，势必会促成更加亲密的人际关系——"信赖关系"（Rapport），在所有形式的心理治疗中，信赖关系都不可或缺，而在催眠治疗中，这一关系则能快速成型。这么说来，催眠术的创始者、18世纪末的奥地利医生安东·梅斯美尔（Anton Mesmer）应该就是第一位将信赖关系与心理治疗扯上关系的人。绝大多数心理治疗师，无论自己身处什么学派，也都会认同医生与病人之间的信赖关系至关重要。充满信赖的治疗关系，能让患者感到安全与被了解，而有了这样的心理支持，患者会越发自信地迎接外在世界，并且不畏冒险。

　　这里所说的"了解"，与一般分析学派所说的"了解患者的一切"完全不同。事实上，艾瑞克森并不一定非要刨根问底，知道某位患者的详细资料或症状细节。因此，说艾瑞克森对患者的了解大多出于"直觉"也不无道理，但我们必须明确的是，他的直觉并不是毫无依据地揣测，而是经过多年的严谨训练，所形成的高效精准的观察习惯。他的观察范围不仅限于肢体动作、呼吸、脉搏速率等单纯的表征，也十分注意患者在聆听故事时的各种反应。举例来说，如果患者在故事进行到某一段落时，突然全身紧绷，那就足以说明患者被触及某些敏感话题。此时，艾瑞克森通常会为故事增加情节，或者用另一个故事，以此激发出患者进一步的反应。由此可见，这些故事不仅深具疗效，而且还为治疗者的判断提供了重要依据。

一个故事想要发挥出教育意义，就必须与艾瑞克森的心理治疗原则相结合，而这些原则包括指出症状所在、运用抗拒反应、重新构建对方的想法等。此外，艾瑞克森还经常下达指令，让患者进行各种活动，其中不乏严酷的考验。而所有改变，都必须发生在以信赖关系为基础的活动中，发生在心与心交互、变化的过程中。

艾瑞克森一向擅长在故事中运用潜台词、提问、双关语及幽默等技巧，并且能通过刻意引发患者的讶异、震惊、怀疑与困惑等反应，吸引其注意力。他的故事总是高潮迭起，而结局又往往出乎意料。人们的情绪在被他不断推升至顶点后，又会随着结局而骤然感受到彻底的放松，或充分的满足。艾瑞克森在《催眠的实际状态》一书中，这样阐述自己的治疗原则："面对难题时，不妨围绕着难题设计一些有趣的情节。这样一来，你就可以沉浸在这些构思中，而忽略了那些徒费精神的工作。"具体说来，首先，你不妨从患者的回应与症状中找出可圈可点之处；其次，你可以选择某个或某些前半段与患者现状相似但最终得到了改善的故事。就像艾瑞克森对他的儿媳所说的那样："首先，你模仿对方的世界，随后，你给对方示范世界。"下面这个故事①，就是个绝佳的例子。

艾瑞克森的故事：邪恶的愉悦

一位 30 多岁的女子前来求助，第一次见面时她就说："我猜你并不想见我。"我回答："那只是你的揣测，为什么不听听我的看法呢？"

她却说："老实讲，我实在不值得你关心。"之后她告诉我，在她 6 岁那年，就遭到了父亲的性侵，而且从 6 岁到 17 岁，父亲一直把她当成泄欲的对象，每个星期都要侵犯好几次。每一次她都怕极了，经常恐惧得无法动弹。而且，她觉得自己很肮脏，很低劣，很放荡，为自己感到深深的羞耻。

好不容易熬到了 17 岁，她感到自己终于有能力摆脱父亲了，于是开始努力读书，希望凭学业上的成功重获自尊。没想

①　在本书中，凡标题标注"艾瑞克森的故事"的部分，均为艾瑞克森以第一人称所做的口述。其后的"故事点评"，则是本书作者罗森对这些故事进行的分析。

到，在她取得了学士学位后，心中的羞耻感却有增无减。她继而想到，或许是因为自己取得的成绩还不够，说不定成为硕士后一切就都好了。然而，在她真的拿到硕士学位后，一切依然不见起色。而更让她对自己感到失望的是，在读大学和研究生期间，她发现自己对于男性的诱惑毫无招架之力，由此她认定，自己确实一无是处。原本她还想继续攻读博士学位，但苦于男人们的纠缠，索性把心一横，放弃学业，专心扮演起了情人的角色。正好有个男人邀她同居，她想到自己身为女人总归是要解决食宿的，于是二话不说就答应了。然而，她的心中却并不平静，她这样告诉我：

"性爱对我来说恐怖极了。男人的阴茎是如此坚硬吓人，我就像只惊弓之鸟，完全处于被动状态，那真是一种痛苦的体验。后来，我被同居的男人抛弃了，马上又投入了另一个男人的怀抱。从那以后，类似的情况不断上演，我不断被人抛弃又被人追求。我总得面对现实，我需要吃饭穿衣，除了依靠男人，我还有什么价值呢？但勃起的阴茎真的是我的一块心病，让我无能为力，每当男人完事后，我都会有种松了口气的欢喜。想到这些，我觉得自己脏透了，于是跑来见你。"

我回答道："这确实是个悲哀的故事，但其中最悲哀的部分莫过于——你竟然这么愚蠢！"

女人很吃惊地看着我。我接着说道："你告诉我，你害怕粗大坚硬的阴茎，这真的是太蠢了，你天生就有阴道，但对它的了解显然还没我多。阴道不仅能容纳下最大、最粗以及最坚挺的阴茎，而且，还能将它变成软弱无力的可怜虫。"

我继续抛出最后一击："甚至，你的阴道可以在把对方变成可怜虫的同时，享受到一种邪恶的愉悦。"

此刻，她的表情呈现出奇妙的变化。她问我："我马上就要回洛杉矶了，一个月后，我可以再来见你吗？"我欣然应允。

大约一个月之后，她一见到我就迫不及待地说："你是对的！我开始享受那种邪恶的愉悦了。我发现，每次没过多久对方就弃甲投降了，而我十分享受这个过程。我让一个又一个男人感到精疲力竭，这事真的太快乐了！现在，我准备继续去读博士，以后进入心理咨询领域工作。还有，我不想再和一群男人厮混了，我要好好等待，等待一个真正让我心动的男人，然后用心去谈恋爱。"

我先是评价她"愚蠢"，这成功地吸引了她的注意力。然后，我指出她完全可以从性爱中获得"邪恶的愉悦"，这切中了她心中对于男人的怨恨，勾起了她的报复欲；同时，我刻意表达出了"愉快"，这又引发了她的好奇。

故事点评：

当艾瑞克森讲完这个故事后，我告诉他："你对阴茎坚硬状态的描述，使得它听起来异常诱人。你所用的词语其实暗藏着某种挑逗，就像用语言与想象洞穿了她的内在。"

当女人对自己发出"我一无是处"的哀叹时，就足以揭示出她内心世界的真相了。如果有另外一个人，同样企图通过改变外在（比如获取学位）来洗刷对自我的厌恶，却也同样没能如愿，当他听到这个故事时，就会感同身受，这故事便与其所处的世界实现了呼应。

至于故事的第二阶段（也就是"给对方示范世界"的阶段），则是在艾瑞克森充分获得了患者关注的情况下完成的。如果把这故事说给第三个人听，想必也会被戏剧化的开场白深深吸引，而当"阴道""阴茎""粗大""坚硬"以及"愚蠢"等词语出现时，就更能获取听众的注意力。

真正起到示范作用的，并非只是艾瑞克森给出的那些暗示，他那不着痕迹的幽默，往往更具示范意义。他擅长用不同的观点描述问题，并且重新构建出新的视角，用以看见患者想要"生存"的渴求。患者的心结——畏惧男人与憎恨自我——则被艾瑞克森重述成了："你告诉我，你害怕粗大坚硬的阴茎。"其中"害怕"这个字眼强调了患者的畏惧心理，她不仅害怕男人，还害怕生存本身。但随即，她就被告知这种畏惧心理"愚蠢"之极。至于艾瑞克森的那句"阴道不仅能容纳下最大、最粗以及最坚挺的阴茎，而且，还能将它变成软弱无力的可怜虫"，则属于一种后催眠暗示，它会引发患者带着一种不同的思路看待之前害怕的阴茎——"粗大、坚硬的阴茎"，艾瑞克森不止一次重复着这个描述，这其实是一种嘲弄，他在嘲弄这个令患者害怕的物体。

最后一步，是重新构建患者所处的情况，这一点在艾瑞克森的这句话中表露无遗："阴道不仅能容纳下最大、最粗以及最坚挺的阴茎，而且，还能将它变成软弱无力的可怜虫。"

在读者的概念中，示范的结局不外乎治愈，而在这个案例中，艾瑞克森则让患者自行交代了结局。当我们听到这个故事时，会由衷地希望这类问题能获得圆满解决，而"这类问题"并不仅限于因乱伦而导致的性障碍，还包括各种恐惧症、各种引人焦虑的情境、各种自我肯定方面的难题。艾瑞克森在故事当中采用的各种隐喻，提供了许多"挂钩"，这些挂钩足以悬挂出人们的自我肯定、愤怒以及无能等困扰。

"邪恶的愉悦"正是使用了重新构建的技巧，将被动、无助的感受转变成了主动掌控的态势。它同时还说明了，应该如何利用重新构建的技巧，协助患者登上"主控"的地位。即使上述故事中的患者不断强调她的恐惧与无助，艾瑞克森却依然敏锐地注意到了她对男人怀着强烈的怨恨，于是，他将这种怨恨与人类潜在的愉悦感结合在一起，从而创造出令人震撼的措辞：邪恶的愉悦。

读完这个故事后，我们是否也能坦承自己内心的愤怒，并主动承担后果？我们是否也能在面对极具压迫性的外在力量时，做到勇敢迎战？我们是否也能反客为主，掌控曾经畏惧的事物，并在此过程中获得愉快的感受？

那些熟练运用艾瑞克森故事的治疗师们，日后很可能发现，自己在处理案情的过程中，恐惧和焦虑已不像从前那么严重了，他们可以更加专注地应对眼前的难题——深度看见，帮助患者不断打开内心，寻找问题的解决之道，并制定新的行为标准。有时候，仅仅是浏览艾瑞克森那些故事的大纲，就足以让治疗师产生掌控感与自信心了。而当阅读或聆听具体的故事时，治疗师们甚至可能自行陷入催眠状态，这或许是因为他们本身对艾瑞克森产生了相关的联想，或许是故事内容具有"催眠效应"。当治疗师处于这样的催眠状态中时，不仅不会过分焦虑，还会对自身潜意识产生开放的联想，如此一来，必然能更有效地帮助患者消除焦虑、探索内在潜力，以及发现应对不同情境的不同方式。

在这个故事中，艾瑞克森不仅展示了其卓越的催眠功力，还显示出了对于患者极强的共情力。他能真正深度看见对方内心的恐惧与挣扎，知道为何旁人眼中看似平常的事件，会让对方如此痛苦战栗。就像他之前曾说的："在入伍训练时，我常听见士兵的妻子说，'吻我，吻到嘴唇流血，因为你可能再也吻不到我。抱我，抱到肋骨断掉，我要记住这个拥抱。'但如果那世上最轻柔的亲吻来自一个强奸犯，就会如火焰般灼伤，永远也无法忘却，女人的一生因此毁灭。这是有情绪的背景。如果患者有无法让人理解的恐惧症，你要有同理心，设法让患者把这种恐惧击垮。"

善用自由联想

心理治疗师在选择故事时，最好能选择激发对方自由联想的故事。这里所说的自由联想，不仅是知性方面的联想，还包括生理反应、情绪、知觉以及想象层面的自由联想。下面这两个案例，就是我运用艾瑞克森的故事原则进行治疗的实例。

第一位患者：

这是一位 30 岁的犹太人，他之所以来见我，是因为他妻子的力荐。他的妻子读过有关艾瑞克森治疗技巧的文章，因此认定我能帮她丈夫解决问题。这位丈夫长期无法按时起床，早在高中时期，他就没办法在中午之前从床上起来，也正因此，他保不住任何一份工作，只能在家族企业里上班，但好在他干得相当不错。在他结婚大约一年后，妻子对每天都要花一个小时叫他起床这件事忍无可忍，于是催他治疗。

第一次见面时，他告诉我，他之前接受过一位著名催眠治疗师的数次治疗。他本人觉得那些治疗没什么效果，但那位催眠师却颇为满意。我于是先利用手臂悬浮以及眼神固着的技巧，对他展开了标准的催眠程序。催眠过程中，他不仅可以闭上双眼，还能感受到手臂变得沉重。然而催眠结束后，他却坚称自己根本没被催眠，只是尽量配合我演戏而已。根据我的观察，事实和他说的正相反，我注意到他其实是在拒绝合作。第一次见面后，他给我打来了电话，说他的妻子听完治疗的过程后十分失望，她质疑这样的催眠能否称得上是艾瑞克森式的催眠。

于是，在第二次见面时，我开门见山地告诉患者："我很确信，你无法被催眠到一个让你自己满意的程度，即使其他催眠师和我都认为你已经进入了催眠状态，但你自己却不认同这一点。因此，我不需要浪费时间在'让你承认自己能被催眠'上了。"

患者告诉我，他和妻子曾读到过艾瑞克森治疗一对尿床夫妇的案例，艾瑞克森竟然要求他俩每晚跪在床上故意撒尿，并睡在被尿湿的床单上。我的这位患者坚信，只有如此怪异的方式，才算是艾瑞克森式的治疗方法。

接下来，我故意毫无章法地与他讨论潜意识心智的价值。在冗长的讨论过程中，他逐渐放松，并缓缓闭上了双眼，像是进入了催眠状态。我没有追问他催眠的深度如何，而且，当我与他交谈时，脑中始终萦绕着尿床的那个案例。我想起了艾瑞克森给我讲的另一个故事，在结语时他说："想知道延年益寿的秘诀吗？那就是每天早晨都能醒过来。为了确保这一点，不妨在睡前喝下大量液体，这样你就不得不醒过来了，因为你必须上厕所。"我把这个故事也告诉了这位患者，并且要求他在每晚睡觉前的 1 小时喝下 1 加仑（约 3.8 升）的液体。这样一来，他的膀胱将在 6 到 8 个小时后涨满，就算是为了上厕所，他也必须起床。另外，我还命令他连续两周尝试提前半小时入睡，在过去很多年来，他总是凌晨两点才上床，直到接近正午才悠悠醒来。我建议他先是一点半睡觉，然后是一点，最后在十二点与他妻子一起就寝。同时我还叮嘱他，只要自己脑子清醒，就不要躺在床上，床只能与睡眠或性有关，如果他感觉自己没有睡意了，就必须立即起身去客厅做些什么。

不仅如此，我还要求他早上上完厕所后必须洗澡，如果可能的话，尽量使用冷水。洗澡过后，他应该立即穿戴整齐去吃早餐，之后开始一天的工作，总之，不能再回到床上去。

对于我这一连串的建议，患者很有异议，因为他不喜欢在早上洗澡。我却相当坚持，说只有当他解决了起床难的问题后，才可以恢复晚间洗澡的习惯。他最终还是答应了，并且承诺会在两周后告诉我是否奏效。两周之后，我果然接到了他的电话，他告诉我，他已经不再入睡困难了，而且也可以做到正常起床。

第二位患者：

就在治好了"起床困难户"后的第二个月，我接待了一位膀胱发炎及有睡眠困扰的患者。这是一位聪明成熟的女士，第一次见面时，我甚至察觉不到她有膀胱方面的问题，只知道她在一周前刚办完了离婚手续，即便这样，她出现在我办公室时却神采奕奕，并且相当平静。

我知道，她对艾瑞克森的治疗方式很感兴趣，于是主动告诉她之前我治疗第一位患者的经验，并且让她有样学样，也在睡前喝下大量的水。顺带着，我还向她说起了艾瑞克森当初给我讲述故事时所说的一段话："从出生那一刻起，我们就在面临死亡。只不过，有些人的死亡来得比其他人快一些而已。我们唯一能做的，就是尽量享受有限的生命。"

这位女士在听完这番话后，开始不停地流泪，我怀疑是不是自己讲故事的方式不对，以至于让她联想到了自己的膀胱问题。让我意外的是，她表示自己之所以难过，是因为对死亡的话题有所触动，这让她感到生命已到尽头。说起来，与死有关的念头早就在她心里盘旋多时了，以至于她现在尽管事业有成，也顺利养大了两个孩子，却找不到继续活着的理由。

她认为，自己的糟糕感受与成长经历息息相关。她的父母在她十一岁那年就分居了，但两个人却一直没有离婚。母亲坚决不允许她与父亲联系，任何与父亲接触的行为，都会被视为背叛。她觉得，自己是被迫切断了与父亲的关系，而且认为，父母如果离了婚，她反倒可以毫无负担地与父亲来往，如此一来，父女俩至少可以维系最基本的亲子关系。因为儿时的经历，她后来把离婚当成让子女重获自由的途径，但当她真的离婚了，却又有种使命已达的失落感，似乎自己的人生就此画上了句号。

她的情况让我想到了另一个故事。在我第一次拜访艾瑞克森之后，曾经做过一个奇特的梦，梦中我看见了一行醒目的字："你永远不会完成任何事。"七年后，当我在凤凰城聆听艾瑞克森的治疗录音带时，突然醒悟过来："谁说人必须完成任何事？只要我们依旧活着，就不可能真正完成任何事。"

我告诉她这个故事，建议她不妨将自己的生命视为父母生命的延续，将子女的生命视为自己生命的延续，那么，只要这世上还有人类存在，就能一直这么薪火相传下去。听了我的话，她果然十分欣慰。

以上两位不同患者的故事，证明我在选择故事时往往依靠自由联想，同时也深受我个人经历和临床经验的影响。需要强调的是，顺畅的治疗必须以良好的关系为前提，这样才可能取得效果。

在聆听故事的过程中，患者往往会对与自身状况相呼应的桥段产生回应，而这些桥段未必是治疗师能预料到的，尽管如此，桥段中透露出的信息仍然极具治疗价值。

但利用这些故事也存在着危险，因为想象出的经验很可能会取代真实的生命经验。如果一个人感觉生命中的各种需求都得到了满足，也就不再有起床生活的动力了。当然，艾瑞克森等行动派的治疗师们，绝对不会支持"无所事事"的生存状态。因此，那些从他们故事中受益的患者，基本不会采取退缩的生活态度。

我的患者偶尔会提到，他能在心理治疗室里进行一场精彩绝伦的谈话，并从中获得解决问题的灵感，但一到了现实生活中，依然缺乏付诸实践的能力。他们这样抱怨："我没什么改变，只要走出这间办公室，我就还是老样子。"在处理这类情况时，我希望患者作为聆听者，能达到"在缄默中被动接受"的理想状态。

有时候，我选择的故事是比较冗长沉闷的，比如一些幼年时代的经历，患者很可能会抱怨这次会谈不像以前那样"美好"，谈话内容太过枯燥，或者表示自己更希望能主动参与到治疗的过程中来。我则会提醒对方，我们之所以努力治疗，是为了影响他们的潜意识层面，至于他们的意识层面有着怎样的想法，其实无关紧要。神奇的是，他们虽然抱怨会谈很无趣，但是会谈之后，他们在现实中反而会出现重大的转变。比如在社交方面更加自信，能建立新的人际关系，或是换了工作等。换句话说，在会谈之外，他们的行动力也开始发挥作用了。而会谈中的行动，则全权由我承担。

当然，对于那些并非是治疗师亲身经历的故事，有些患者可能并不喜欢，他们更愿意接受个人意味强烈的治疗。但必须说明的是，仅仅阅读或讲述这些故事，是不会带来任何转变的，只有当接收者以及转达者（通常是心理治疗师）处在一种善于接纳的状态时，转变才可能发生，而催眠恰恰最能快速营造出善于接纳的心理状态。最理想的治疗关系，并非是所谓的"正向情感转移"（Positive Transference），而是治疗师与患者之间能拥有一种"信赖关系"的情境。在这样的气氛中，患者与治疗师的潜意识心智将实现充分呼应。当一个人在清醒睿智时阅读这些故事，或许会感到漫不经心，将它们视为"陈腔滥调""迂腐"或是"虽然有点意思但是没什么启发性"。然而，当他处于催眠状态中时，心理治疗师的每一句话，都会被赋予深刻的意义，任何故事的一句话，也都有可能引发出禅学中所说的启蒙或顿悟现象。

痛苦带来的礼物

My Voice Will Go With You

———————

第二章

艾瑞克森经常利用儿童早期发展的历程——比如学习认识自己的手、学习站立、行走与说话等方式——帮患者重建对于成长的认知。当他向我讲述与幼年学习有关的故事时，我在恍惚中，真的重温了往日探索新事物的过程，其间还伴随着艰辛与挫折感。这时我突然意识到，自己其实早已成功克服了那些障碍，掌握了面对问题的必备技巧，因此，我认定自己必然也有能力应付眼前的各种挑战。

就像杰·哈利在《不寻常的心理治疗》一书中强调的：艾瑞克森对正常发展所持的看法既深刻又明确。然而，这并不表示他要用同一个模式去解释所有人，他只是通过深度看见，确信每个人都拥有健康的内核，同时他还明白，在人们成长与发展的过程中，很可能遭遇到各种的扭曲与误导，他认为心理治疗师的工作，正是引导当事人回归属于自己的"真正成长之路"。

关于这一点，他用幼年时遇到流浪马的故事进行了阐述。一匹马溜达进了艾瑞克森家的后院，身上没有任何表明身份的印记，艾瑞克森自告奋勇，要把这匹来路不明的马物归原主。他骑上了这匹马，领着马回到了大路上，然后，让这匹马自由决定朝哪个方向前进。在此过程中，除非马在路边吃草或是毫无目标地闲荡，否则艾瑞克森不会出手干涉。最后，当那匹马终于到达将近十公里之外的庄园时，庄园主人惊奇地问艾瑞克森："你怎么知道这匹马是我们的呢？"

艾瑞克森干脆地回答："我并不知道，但这匹马可清楚得很，我所做的，只不过是让它上路而已。"

在进行心理治疗或是教学时，如果能看见对方的成长规律，并协助对方回到"真正成长之路"的起点，必定事半功倍。而下面艾瑞克森这则"学会站立"的故事，其作用就在于此。

艾瑞克森的故事：学会站立

我们都曾在意识层面学会过许多东西，但之后，我们忘掉了所学的内容，只留下了一些技巧。

与别人相比，我的优势就很明显了。我曾罹患让人闻之色变的小儿麻痹，一度陷入全身瘫痪。由于病情实在太严重，以至于有段时间我的身体毫无知觉，只保留着视觉与听力。那些日子里，我孤独地躺在床上，除了眼球还能转动，没有任何行动的能力。拜疾病所赐，我必须与父母、七位姐妹、一位兄弟以及一位老护士隔离在农庄中。为了找些事情做，我开始观察四周的人与所处的环境。很快我就发现，我姐妹口中说"是"的时候，内心的想法很可能正相反，比如她们会伸手给对方一个苹果，却又同时攥住苹果不放。就这样，我躺在床上开始进行非口语信息与身体语言方面的研究。

当我的小妹妹正值学步期时，也正好是我重新学习站立与走路的时候。我猜你绝不会记得当初是如何学会站立的，也不明白自己怎么就学会了走路，但这一切我都知道，你不难想象我亲眼所见时的震撼。

你可能认为自己完全可以凭借双腿沿着一条直线稳健地走过六个街口，却没意识到自己根本不可能做到。换句话说，你并不明白你走路时自身的运作过程，比如当你伸直手臂时，可以帮助身体立起来。在你学步期的某个时刻，你将力量施加在了双手上，却意外地发现自己同时能将全身重量放在双脚上。这个动作说起来容易，过程却无比复杂，因为你的双膝可能不听使唤，或者当你的双膝终于保持挺立时，臀部却又在拖后腿。除此以外，你还可能因为双脚交叉而无法施力，你的双膝与臀部因此同时下沉，让你根本站不起来。好不容易，你分开了双脚，撑起了身躯，终于将自己拉了起来，但是，你还得记得保持双膝和臀部挺直。

一切并未大功告成，想从"站"过渡到"走"，你还需要接连通过三大挑战：

首先，你要试着将全身的重量集中在一只手与两条腿上，这是一项困难的工作，你得直挺挺地站着，臀部收紧，双膝伸直，两脚张开。顺着这个站姿，你开始学习如何改变身体的平衡。

然后，你要试着松开双手，仅仅依靠双脚支撑全身的重量。这一步难度堪比登天，因为你必须小心翼翼地维持着双膝、臀部、左臂、右臂、头部与身躯之间的平衡。但这还不算完，你还要开始尝试用单脚保持平衡。

接下来，就到了最惊心动魄的时候，你要大着胆子让一只脚往前跨，并随之转移身体的重心。就这样，你迈出了第一步。

当然，你有可能双膝一弯，整个人跌坐在地上。但是你却可以重新出发，然后在某一次，终于品尝到了成功的滋味——迈出脚步的感觉真好——于是你重复相同举动，那感觉真是好极了。

故事点评：

艾瑞克森指出，"残障"也许能变成某种利益，让他比别人占尽"优势"。他同时暗示大家，"学习"是最好的娱乐方式。当他全身瘫痪时，他为了找些事情做，发掘出了自己敏锐的观察力，以此实现了对他人的深度看见，这是一种源自学习的喜悦——他捕获了原本属于潜意识领域的信息，这确实值得欢欣。

紧接着，艾瑞克森以行走为例，详细叙述了储存于潜意识内的行动步骤。

当他讲述学习站立与走路的具体过程时，刻意强调了肌肉的运动知觉。听者很可能将注意力转向自己体内的肌肉运动知觉。那些学习站立与行走的逼真经历，能引导聆听者不知不觉退化到婴儿阶段。事实证明，几乎每位听过这个故事的人，都会感到自己渐渐置身于催眠幻境，并体验到退化成婴儿后的反应。

这个故事强调的重点在于：当我们学习一项基本技巧时，需要先在意识层面做出努力，然后转向潜意识层面进行运作。当用这个故事作为催眠引导时，它能帮助患者进入退化过程，并自动产生反应。至于站立过程中所描述的种种笨拙动作，则与所有人在尝试新事物中的无措如出一辙。

这篇有关"早期学习"的故事，在心理治疗的初期会很有效，因为它将患者带回到了精神症状出现前的时光，从而瓦解患者自身僵化的心智结构。虽说学习并非易事，但只要坚持不懈，还是终能克服困难的，就像如今大家不费吹灰之力就能行走一样。

艾瑞克森同时指出，成长的经验早已奠定我们人生的基础，而我们还将带着这个基础迈向未来。艾瑞克森出身于农家，他必定经历过努力播种，并期待着有朝一日尽享丰收。在这个故事中，艾瑞克森也替心理治疗铺设了基石，他揭示出人们普遍的、基本的学习历程，并将这一历程描绘得生动有层次，且不带任何压迫感。

艾瑞克森观察事物一向细致入微，他通过观察他人而学习，同时暗示人们"你是来学习的"，试图因此激发出对方开放的学习心态。瘫痪纵然是种残疾，但备受内心折磨的患者们同样具有某种残疾，艾瑞克森却乐于将自身的残疾转变成有利的工具。孤独的他只能依靠自己，并通过观察周遭的人和事，练就了"深度看见"的本领。

我们可以在他的故事中充分展开想象。比如，他说自己的一个姐妹给另一个姐妹苹果，却又用手攥住苹果不放，他是否在暗示我们，他同样可能既贡献"苹果"又有所保留？或者身为听众的你，也可能在贡献的同时又不放手？艾瑞克森通过故事提供给我们的，并非只是一两项单纯的信息，而往往是多层次的信息，比如文中的苹果就很容易让人联想到伊甸园——世界最初的、一切的源起。

"你不难想象我亲眼所见时的震撼。"艾瑞克森在这句话中特别强调了"想象"，这正是他进行催眠的主要方式——利用想象以及各种意象，引导对方进入恍惚状态。随即，他在听者展开想象之翼的时候，想办法吸引了对方的注意力。

杰佛瑞·萨德对这个故事做出如下点评："艾瑞克森很懂得如何与每个人的注意力做游戏。每次在他描述故事的过程中，他都能笑得很开心，他像是在玩一场愉快的游戏，并急于邀请你与他共享。即使你毫无玩耍的兴致，他依旧会提出邀请，却不会因为你的拒绝而恼火。只可惜，我们通常只能领略这些故事的表面含义。拿我来说，我自认为已经很了解艾瑞克森了，但如果与他坐下来仔细讨论，会发现自己只触及皮毛，他的心思往往要深入表象至少两三层。比如，当他提出'苹果'时，他同时附加了好几层含义，包括'小孩子会如何看待一个苹果'或'如果你是个孩子，会怎样处理一个苹果'等，你很可能想到将苹果送给老师，而这意味着你渴望取悦他人。艾瑞克森对人们的潜意识状态所知甚详，一旦你说出某类语句，或表达某类象征，他往往已对你接下来的相关联想了若指掌。事实上，当你深度观察某人时，会发现猜中对方内心的各种联想并不是难事，你还可以针对这些联想追根溯源一番。然而，作为当事人，却很难详尽掌握这些信息，而这也就解释了，为何你其实知道所有相关信息，却仍不知道自己当初是如何站起来的。"

这也反映出艾瑞克森一条重要的治疗原则：**每个人在自己的生命历程中，早已拥有了解决困境的丰富资源。**在前面的故事中，他就提醒众人要正视那些被忽视的重要信息。治疗师不妨将患者放在一个注定能有所发现的情境之中，这样只要对方用心体会，就必定收获到丰富的信息。

"这个动作说起来容易，过程却无比复杂，因为你的双膝可能不听使唤，或者当你的双膝终于保持挺立时，臀部却又在扯后腿"在这样的描述中，艾瑞克森通过诸如"挺立"等字眼，对听者的潜意识做出了重要暗示，当这些字句在治疗过程中被引用时，对方会很容易开启自己的学习功能与心态。

艾瑞克森的故事：这男孩活不到明天

1919 年 6 月，我从高中毕业。到了 8 月份的某一天，我所在乡村的医生与两位从芝加哥赶来的大夫进行了会诊，之后他们对我母亲说："你儿子活不到明天早晨。"我在隔壁房间亲耳听到了这些话，顿时怒火中烧。

我很愤怒，我一向健康，罹患小儿麻痹本身就让我愤怒无比了，而三位医生竟然告诉一位母亲，她的儿子活不到明天早晨，这实在太过分了！

片刻之后，母亲走进了我的房间，她的面容温和而平静。而当时我的表现，估计会让她以为我已病得神志不清了，因为我坚持让她把房间中的大柜子换个位置。她听了我的话，将它放在床边，而我还不断地催她来回移动柜子，直到那个柜子不再挡住我望向窗外的视线——要是在死前无法看到夕阳美景，我会先被气死。只可惜，日落的过程我只观赏了一半，那之后我足足昏迷了三天三夜。

我始终没有告诉过母亲我坚持移动柜子的原因，而她也从未向我提起过医生的死亡宣判。

故事点评：

1970 年时，我曾向艾瑞克森求助，期待自己能在记忆人名上有所改善，同时还想回忆起一些儿时的片段，于是，艾瑞克森告诉了我上面这个感人的故事。我立即回忆起了儿时的部分经历——感染猩红热、高烧不退等情景，然而，对增强记忆的期待却始终没被满足。直到后来我才明白，艾瑞克森已经通过另一个故事间接地暗示了我：人应该接受自身的局限。他曾对我说起，他的父亲在他母亲的葬礼上发表的感言，而这段感言也充分代表了他的观点："在我母亲的丧礼上，我的父亲表示：'能与同一个人携手共度 74 次结婚纪念日，实在是件美好的事。当然，如果能与她共度 75 次结婚纪念日，将更令人感到欣慰，不过，人不可能拥有一切。'"

通过这两个故事，艾瑞克森间接地告诉了我们：只要能活着，就已经非常幸运了。

在描写柜子与日落的段落中，艾瑞克森传达了他享受生命的方式。"把注意力集中在可以保持一段时间的目标上。"就拿艾瑞克森的故事来说，他彼时的目标正是观赏日落的美景，想达成这个目的，理所应当先要移走障碍物，而病重中的艾瑞克森无法自己克服阻碍，只好依靠母亲的帮助。而具有深远意义的是，他没有告诉母亲移动柜子的原因，由此可见，我们不一定要对自己的每项行动都一一做出解释。但无论如何，我们必须拥有努力的目标——可以就近发现且可以实现的目标。

对于催眠具有的神奇疗效，艾瑞克森从未大肆宣传过。不过，他却再三强调，所有人都拥有自己意想不到的能力——这能力天生神奇，深藏且不自知。假如能经过强有力的暗示与指引，这些内在的原始力量可以被善加利用。每当有人问及"催眠对于治疗癌症有效吗"这类问题，艾瑞克森总会用下面这个故事来阐明催眠的主要价值——在于减轻人们的痛苦。此外，在这个故事中，艾瑞克森也给出了暗示，如果辅以手术之类的保守疗法，催眠将能帮助患者提高存活率与生存质量。

艾瑞克森的故事：游泳减痛

我认为，催眠还有很多可以施展的空间。一名外科医生曾介绍自己的一位患者来找我，这位女士先后进行了子宫癌与结肠癌的手术，手术后，她每次排便都会感到异常疼痛，于是，只得接受扩张结肠的治疗。疗程十分漫长，且痛苦万分，她的医生只好向我求助："你能用催眠疗法帮助她吗？我实在不希望她再进行第三次手术了。"

我告诉这位女士，她曾罹患两种不同的癌症，现在的她深受结肠收缩之苦，在如此剧痛之下，扩张结肠是唯一的解决之道。我还告诉她，如果她能每天都换上泳装，将汽车轮胎扔进游泳池里充当座椅，尽情享受水流带来的舒适，那么，扩张结肠的疗程必定会轻松许多。

她果真照办了，效果连她的医生都感到惊讶，扩张疗程进展得出奇顺利，速度也快了许多。虽然这位女士偶尔还是会抱怨疼痛，但口气已经和过去截然不同了，根据医生的经验，她的痛苦程度肯定不似从前了。

一年之后，这位女士顺道来看我，对我又是拥抱，又是亲吻，大声告诉我："生命太美妙了。"她的结肠已经痊愈了，医生说她一切恢复了正常，而且丝毫没有复发的迹象。

故事点评：

艾瑞克森给出暗示：比起结肠收缩之苦，"扩张疗程"并不那么痛苦，而且只要当事人肯采取行动——把轮胎当成座椅，舒服地待在泳池中——就可以让自己轻松地应对疗程。艾瑞克森同时也为心理治疗预设了场景，暗示当事人可以在舒适的心境中，接受必需的疗程，而且疗程将进行得"出奇顺利，速度也快了许多"。至于最后一项暗示，则意指心理治疗终将获得成功——就像那位女士一样，无论先前多么痛苦，甚至危及了生命，却终能重获健康，尽享人生乐趣。在这个故事中，将能安抚疼痛的引导语用在催眠状态中，其威力远比清醒时强大很多。

还有一种可能，那就是艾瑞克森在用这类故事，向那些患有情绪或心智"便秘"的人传达重要的信息。通常说来，他总是会以某些特殊方式暗示对方，比如会朝着另一个方向发言，眼神却飘向目标，或是当他面对目标时，说话的声调和语气都会发生变化，又或者是会刻意避免与对方正面接触。

艾瑞克森的故事：癌痛与蚊子

现在，我来讲讲另一个关于癌症的故事。

有位医生打电话给我："我有位病人35岁了，是三个孩子的妈妈，她因为癌症，右侧的乳房切除了，但是因为发现得太迟，癌细胞已经转移到了骨头及肺部，药物对她一点作用也没有。你愿不愿意帮她催眠？她想死在自己家里。"

我去这位女士的家里拜访。当我进门时，就听到屋内传来了吟诵的声音："不要伤害我，不要吓唬我，不要伤害我，不要吓唬我……"等我看到那位患者时，她正蜷曲地躺在那里背冲着我，口中依然念念有词，对周围的一切置若罔闻。

我灵机一动，于是，我也加入了她的吟诵："我要伤害你，我要吓唬你，我要伤害你，我要吓唬你……"她终于暂停了吟诵，问我："为什么？"然后，又继续念叨着她的话。我没有直接回答，而是改变了吟诵的内容："我要帮助你，可是我会吓唬你，我会吓唬你，可是我想要帮助你……"她终于忍不住了，再次打断了我的话："怎么帮？"之后依然念念有词。我告诉她："我要帮助你，我要吓唬你，我要请你在脑子里转过身来，只要在脑子里，身体不用转。"

过了半晌她说："我的脑子已经转身了，身体没转，你要怎么帮我？"

我说："我要你感觉到有只蚊子在咬你的右脚底，你会痛，会痒，这是你被蚊子咬过最糟糕的一次，你的右脚底很疼，很痒。"

她说："医生，对不起，我的脚已经麻木了，无法感觉那只蚊子的叮咬。"

我说："没关系，那种麻木感已经偷偷爬上了你的脚踝，爬上了你的膝盖，爬上了你的腿，你的小腿，慢慢地爬上了你的膝盖。现在，已经爬过你的膝盖，爬上了你的大腿内侧，几乎到了半路。现在已经到达半路了，来到了你的臀部，就要传遍你左边的臀部，再回到你左边的大腿内侧，慢慢传到你的左边膝盖，再下去，下去，下到你的左脚脚底，现在，你从臀部以下全都麻木了。"

我继续说："现在，这种麻木的感觉又要慢慢地、慢慢地爬上你的左侧身体，爬到你的肩膀，到达你的脖子，然后再下到你的手臂，一直到达你的手指尖。现在，我要这份麻木感开始爬上你的背，慢慢爬上你的背，越来越高，直到它抵达你的颈背。"

然后我说："现在，我们要让这份麻木爬上你的肚脐，然后越来越高，我真的感到很抱歉，当它到达右侧乳房手术伤口的时候，我却无法让你完全麻木，那个手术的地方，会让你觉得是处非常痒的蚊子叮咬伤。"

她说："没关系，它已经比以前的疼痛好多了，我可以忍受蚊子的叮咬。"我为我无法让蚊子的叮咬感消失而向她道歉，可是她一直安慰我，她不介意蚊子的叮咬。

后来，我经常会去探望她，她的体重开始增加，也停止了吟诵。我告诉她："你可以用催眠来扭曲时间，这样每天都会过得很快，我没来拜访的时候，时间就会飞快地度过。"

到了四月时，她告诉我："医生，我很想在房子里走动，到每间房间去看一看，只要一次就好，我想在死前再看一次。而且，我很想再使用一次浴室，只要一次就好。"

我打电话给她的主治医生："请告诉我她的 X 光片的情况。"他问我原因，我告诉了他，他叹了口气："她的髋骨、骨盆和脊椎已经都有癌细胞转移了，她在房间走动是有风险的，她两边的髋关节都会破碎的。"

我告诉这位患者："现在，我要帮你穿上束腹，你会感觉到那是一件很紧、很紧、很紧的束腹，它会牢牢地撑着你的臀部。"换句话说，我做的事情，就是紧缩她的肌肉来固定她的骨头。我说："它会让你走起路来很古怪，你无法好好地移动大腿，必须用膝盖以下的部位走路。"我陪着她走过每间房间，去看了她三个小儿子的房间，看了他们的玩具和他们的衣服。她还使用了浴室，然后别扭地爬回床上，我再小心翼翼地帮她脱下束腹。

五月来临时，我太太和女儿陪我一起去探望她。这位患者说："医生，我的肚子里有了个新的疼痛。"我说："那我就去治疗这个疼痛。"我转身对我太太和女儿说："睡吧。"她们就站在那里陷入深沉的睡眠，我让她们感觉自己肚子里有种非常难过的疼痛，这让她们很难受，她们立刻就感到自己痛得厉害，我的患者同情地看着她们。我说："现在，我要把她们的疼痛和你的疼痛一块儿拿走。"

当我太太和女儿醒来后，她们的感觉好极了，那位患者也是如此。

这位患者在七月的最后一个星期去世了，去世前正好有朋友前来探病，她突然就陷入昏迷，从此没有再醒过来。

故事点评：

"若要一个人谈谈他的兄弟，只需告诉他你自己手足的故事。"艾瑞克森这样提醒我们。改变的力量就藏在患者的内在，治疗师所要做的只是如何去唤醒，在自己的力量与成就下，患者会努力地为自己做出改变。

艾瑞克森的故事：停止争吵

一位来自费城的男士来找我医治头痛病，事后还介绍了自己的姨妈与姨父来找我。他告诉我："他们夫妻自从结婚以来，每天都吵得天翻地覆。结婚将近 30 年了，竟然一天太平日子都没有过。"

当这对怨偶来见我时，我直接对他们展开了质问："你俩难道还没吵够吗？何不就此停战，开始真正享受生活？"他们果真不再剑拔弩张，而是摇身一变，变成了恩爱夫妻，其中妻子还说服了自己的姐姐——也就是那位费城男士的母亲——来找我进行咨询。

故事点评：

在这个故事中，艾瑞克森巧妙运用了他所擅长的间接表达，他告诉我们"来自费城的男士"介绍了自己的姨妈与姨父去见他，这间接说明了男士的头痛病已被艾瑞克森治愈了。而这对怨偶在婚姻状态明显改善后，又认为艾瑞克森一定能对妻子的姐姐有所帮助。艾瑞克森在叙述某次治疗过程时，会连带着提到之前被成功治愈的患者，他也是用这种方法，对那些质疑他治疗效果的人们做出了回答。

针对群体中与他人产生冲突的人，以及充满了自我矛盾的人，艾瑞克森也会利用这些故事直捣核心，他会这样强调："你们难道还没吵够吗？"

当然，上面这个故事太过简短了，以至于很多人会觉得它不太有说服力。但也正因为它的简洁和单纯，才让它足够吸引人。我也曾要求艾瑞克森补充说明这个故事的具体细节，比如他到底花了多少时间与这对夫妻建立起互信的治疗关系？他是否曾将这对夫妻引入催眠状态？

而他的回答是："我只不过用了唤醒人心的方式，将他俩带入轻微恍惚的反省境界。我质问他们：'为何不好好享受生命？你们已经足足吵了 30 年了，我以为婚姻应是快乐之源，更何况，你们已经没有多少年可以彼此相伴了。'他们由此恍然大悟。"

许多治疗师都认为，他们必须引导并协助患者实现改变，而在我看来，心理治疗就像是在山顶上滚雪球。一旦雪球沿着山坡滚下来，势必越来越大，最后引发一场地动山摇的雪崩。

艾瑞克森的故事：做个绅士

一名叫作乔的青年，是臭名昭著的恶霸。他很早就被学校退学，此后到处惹是生非，比如用煤油浸泡猫狗后放火烧了它们；两度企图烧掉自己父亲的谷仓和住宅。因为恶行累累，他被自己的父母送去了一所专门管教不良少年的感化院，一直在那里待到 21 岁成年。

当他被允许回家时，父母都已经过世，他浑身只有 10 美元，于是铤而走险，很快就因为持械抢劫和盗窃罪被警察逮捕，而此后，他成了监狱的常客。监狱为了让罪犯实现改造，想出了各种办法，乔被关进过土牢，里面狭小阴暗，一天只给一次食物，没有任何卫生设备。一般人在土牢里待上两回，就足以得精神病或者发疯，乔却在里面待了好几年。

不知道是第几次被释放后，他回到了自己的家乡罗威尔村，继续靠偷窃为生，不与任何人交流。直到有一天，他看到了一家农户的女儿伊黛，伊黛那年 23 岁，是个很迷人的女孩，受过很好的教育，人也很勤快。

那是个早上，伊黛在父亲的差遣下进村子办事，她绑住马和四轮马车，走下大街。乔站起来，挡住她的去路，上上下下打量了她一遍，伊黛也抬头挺胸地站在那儿，注视着乔。最后，乔终于说："我有没有这个荣幸，邀请你去参加礼拜五晚上的舞会？"

罗威尔村礼拜五晚上总会举办舞会，人人都会来参加。

伊黛说："可以，只要你是个君子的话。"

乔退开到一旁。星期五晚上，当伊黛进入舞会会场时，乔已经在里面等候了，他们共舞了一个晚上。

舞会后的第二天早上，有3家商店的老板发现，自己失窃的商品竟然被还回来了，连之前被偷走的汽艇也物归原处。还有人看见乔往伊黛父亲的农场走去，后来大家听说，乔去求伊黛的父亲雇用他当长工。

不到三个月，每个农夫都希望也能雇用一个像乔这么勤快的长工，他不仅勤勤恳恳地干活，还会在做完自己的工作后，去摔断了腿的邻居家帮忙。人们都喜欢上了乔，他不再是那个大家避之不及的流氓，而是真的成了一个君子。后来，乔和伊黛结了婚。

当一户人家的小孩想上高中时，几乎所有人都表示反对，人们认为，成为一个好农夫才是他该走的路，只有乔鼓励孩子做想做的事，不仅如此，他还鼓励了许多孩子去求学，去成为自己想成为的人。学校董事会选举会长时，有人开玩笑地把乔的名字写了上去，没想到，人们都把票投给了他，乔在就职演讲上说："我对教育完全外行，只晓得如果你们希望自己的孩子好好长大，守规矩，最好的办法就是把他们送来上学。我会为孩子们聘请最好的老师，为学校买最好的设备。"

后来，乔和伊黛继承了他岳父的农场，他们没有生养孩子，于是乔去了少年感化院——那个曾想改造他却未能成功的地方，他要来一份名单，让名单上的人来农场工作。有些人只做了一天就不干了，有的人撑了几个礼拜，还有的人做了很长一阵子，一直做到他们为重新进入社会做好了准备。乔和伊黛去世后，他们的遗嘱里写明：所有的财产都交给一家银行信托管理，以供感化院的院长用来帮助那些肯改过自新的孩子。

当年那位被乔鼓励上了高中的农家子弟，就是我。

故事点评：

乔早年间所遭遇的一切，目的都是让他改变——从限制自由的感化院，到监狱里肮脏的土牢，所有这些的目的，都是让他重新做人。然而，效果适得其反，这些严酷的措施反而激发了乔更加旺盛的犯罪欲。一方面，他出于对权威的厌恶与抗拒，用不断地犯罪，作为一种轻蔑的报复；另一方面，他从自己的行为中，体会到了一种别样的成就感："看啊，你们打不倒我，我比你们想象的还要强！"基于这两点原因，外界的每一次制裁，对于乔而言反而成了一种催化，让他变本加厉地犯罪。

直到他遇到了伊黛，那个美丽的姑娘用一句话，为他展示出了人生的另一种可能："可以，只要你是个君子的话。"乔于是真的尝试去做了君子，他退到一边，让伊黛通过。而在伊黛赴约后，他更是决心做个彻底的君子，就此，乔真正实现了洗心革面。

很多人会浪漫地认为，乔身上的一切变化，都是爱情的力量。然而如果仔细分析，就会发现，乔身上的变化，源于他在"主动寻求改变"。

人们不仅可以决定自己是否转变，还能决定自己以什么样的方式实现转变。乔接受过最严苛的改造，那种酷刑般的生存状态，足以让很多人心生畏惧，并为之改变自己。但是这样的改变，是出于意识上的恐惧，而非出于潜意识里的渴望，这不属于主动寻求的改变，所以无法持久。一旦有一天，这些人处在一个"可以为所欲为，但不用付出代价"的情景下，他们会无恶不作，比之前还没有底线。

而乔在遇到伊黛后所发生的改变，则是发自肺腑的。伊黛说"只要你是个君子的话"，在乔心中形成了强烈的暗示；她没有爽约，并且与他跳了一个晚上的舞，满足了他的自尊心，甚至于，还满足了他作为男人的虚荣心——比起偷窃和打架，和这么漂亮的姑娘跳舞，更能显示出他的男性魅力，也更能让其他年轻人嫉妒。

乔潜意识里的渴望被激活了，跳舞只是一个契机，他发现自己是真的想要逆转自己的人生，朝着好的方向转变。当然，阻抗也是存在的，比如他知道自己名声不好，劣迹斑斑，知道自己没有一份体面的工作，但是，喷薄而出的渴望最终让他想办法冲破了阻抗。

艾瑞克森这样评价："不是别人改变了乔，是他自己决定改变的。治疗师改变不了病人，是病人自己改变了自己。"

相信你的潜意识

My Voice Will Go With You

第三章

当我前往纽约市奥斯韦克学院时，被精神医学教授艾斯塔布鲁克斯（Estabrooks）临时指派了一项任务："今天晚上，你要对教师们做一场演讲。"我所能确定的是，届时会有许多市民前来参加，而且我在上台之前，还必须先处理好与讲题无关的各种繁杂事务。面对时间上的紧迫，我却并不紧张，因为我确信自己能够胜任，可以保持畅所欲言和冷静思考。

在稍后的两篇故事中，艾瑞克森会现身说法，阐明人们对于内在长期记忆及潜存知识的信任。他强调，潜意识是储存回忆与技能的宝库，即使历经几十个寒暑，那些信息也能招之即出。他还引用了威尔·罗杰斯（Will Rogers）的名句："给我们招惹麻烦的，并不是我们不知道的事物，而是我们自以为知道的事物。"而艾瑞克森还总不忘加上一句："那些我们明明早有认知，却自以为一无所知的事物，隐患更大。"

艾瑞克森的故事：一场轻柔细雪

那一年 11 月 12 日下午将近 4 点之际，威斯康星州的洛维尔村中降下了当季的第一场瑞雪。教室内第三排的第三个座位上，有个临窗而坐的小男孩忍不住好奇地发问："此情此景，我能记住多久呢？"

直到今天，这记忆依旧鲜活生动，我很确信那天是 1921

年的 11 月 12 日，也很确信天空飘下的，是一场非常轻柔的
细雪。

艾瑞克森的故事：一角鲸

当年住在农庄时，我们身边只有两本书：《美国历史》，以及未删减版的《英语词典》。我曾无数次翻阅那本词典，由 A 到 Z 巨细无遗地看，也因此拥有了巨大的词汇量。

多年之后，我在蒙大拿州进行演讲时，曾应邀去一位医生家里做客。当天晚上，他拿出了一个造型独特的螺旋状物体，问："你知道这是什么吗？"

我回答："当然知道，它是一角鲸的牙齿。"

他万分惊讶："你是第一个一眼就认出它的人。我的祖父是位捕鲸者，他从一角鲸的口中得到了这枚牙齿，它始终被我们家族收藏着，我没对任何人提起过这件事。你是怎么知道它的名字呢？"

我不紧不慢地告诉他："我在五六岁的时候，在一本没有删减的词典中见过它的图片。"

艾瑞克森的故事：不说话的男孩

我直到四岁都不会说话，这让很多人担心不已，因为比我小两岁的妹妹早就叽叽咕咕说个不停了——事实上，她话痨的毛病一直延续到了今天，只是通常都说不到点儿上。比起其他家人的深切忧虑，唯独母亲气定神闲地表示："等时候到了，他自然会开口说话。"

故事点评：

上面这段故事，尤其彰显了艾瑞克森对潜意识的信任，他相信潜意识必定能够在恰当的时机给出恰当的回应。如果把这个故事说给初次体验催眠的人听，能大大增强对方的耐心，让他们愿意等待"表达冲动"的到来，或是等待潜意识信息以非语言的方式破茧而出。

艾瑞克森的故事：刷猪背

某一年的夏天，为了赚取大学学费，我需要自己上门推销图书。一天傍晚，我走进一个农场，想让农场主买我手里的书，对方直言不讳地拒绝了："小伙子，我从来不读任何东西，我也不需要阅读，我只对我的猪感兴趣。"

"在你忙着喂猪的时候，我能站在这儿和你聊聊吗？"我问。

他表示："我无所谓，你可以随便闲扯，不过，小伙子，这对你绝没有任何好处。我不会在意你的话，我只想好好喂我的这群宝贝猪。"

接下来，我自顾自地介绍起书的内容来，一边说，一边不经意地从地上捡了两枚石块，给猪刷起后背来，身为农家子弟，我对这种事驾轻就熟。农场主见到我的举动，突然停下了手中的活计："你是个爱猪的人，任何知道怎么让猪高兴的人，都是我的朋友。你今晚留下来吃饭吧，住上一宿都没问题，我也一定会买你的书。"

故事点评：

在这个故事中，艾瑞克森展示了如何在潜意识的运作下，以最佳的方式达成目的——顺利售出图书。他强调自己在与农场主对话时，纯属"不经意"地捡起石头刷起了猪背。那位农场主则不知不觉跟随潜意识的引领，对这位趣味相投的年轻人做出了正面回应。

当然，艾瑞克森并不是用这个故事告诉大家如何操纵他人，他是确实能与农场主产生共鸣，因为他本身就是农家子弟。而他之所以能做出"刷猪背"这个有效行动，多半是因为艾瑞克森在表达自我时一向无拘无束。他用这个故事让所有听众对潜意识充分信服，就像当年那位对他骤然热情无比的农场主一样。同时，这个故事还说明了"与患者同步"（Join The Patient）这一重要的催眠原则。

艾瑞克森告诉我上述故事的时间是 1979 年的 8 月。当时，我正好刚问过他为何选我给他的《催眠疗法》作序。在他没有讲出这个故事之前，他给出的解释是："我喜欢你，因为你给了我太太一只金青蛙。"1970 年，当我首次拜访艾瑞克森夫妇时，刚从洛杉矶带回了一些蛇、壁虎与青蛙，于是，我选了一只漂亮的金色青蛙送给他们做见面礼。

继而，他又说道："你给我留下了良好的印象，我喜欢你这个人。你纯真、诚实、善解人意、聪明过人，又不辞辛苦地在纽约与旧金山、洛杉矶之间往来，只因为对青蛙的喜爱。那时候我就想：'这个人的生活，绝不会只坐在椅子上用心理分析赚钱，他肯定还有其他兴趣。'很明显，青蛙与心理分析、精神医疗、文学和心智活动都相距甚远，你必然是个兴趣广泛的人。"

在即将结束对刷猪背故事讨论的时候，他用清亮有神的目光凝视着我，一语双关地说："我喜欢你刷猪背的方式。"他直截了当地说出了他挑选共事者的标准，他总是能精准地看见问题的核心和对方的需求，这标准延续了他的一贯风格，即十分信赖潜意识的反应。

艾瑞克森的故事：特殊的群体语言

除了拥有在农村的成长经历外，我在小学时，还曾读过农业学，知道轮耕的重要。我向一位老农夫仔细解释其中的道理，我谈到今年如果在田地种玉米，下一年就应该种燕麦，再下一年则改种苜蓿……依此类推。他很努力地想要听懂我讲些什么，结果却只能抱怨我害得他头痛。老农夫头痛，是因为他在学习改变自己的观念，这并不那么容易。

我上大学时，有次到某个村落卖书，在那里又学到了一件事：轮耕不是个人的责任。父亲会把已成家的儿子和邻居们统统找来，大家一起讨论轮耕的重要性，然后，在全体村民的配合之下，这位农民才能进行轮耕。

为了卖书，有时我会在某个农户家里过夜，他们总会跟我要饭钱。一次，我在一户人家吃午饭，男主人的父亲过来帮忙，也在此吃饭。用餐完毕，这位父亲把手伸进口袋，拿出自己的钱包，计算道："我吃了两个中等大小的马铃薯，蘸了一些肉汁，还吃了两片面包和两片肉。"然后，他拿出一些钱付给了自己的儿子。

我很惊讶："你来帮儿子收割牧草，吃一顿饭还需要付钱给他？"这位父亲是这么回答我的："我是帮了儿子没错，但是我的肚皮归我自己管，所以我要付自己的饭钱。"

还有一次，我看见某位老先生正往镇子的方向走，他的儿子开着车经过了自己的父亲，却丝毫没有停留。我赶紧快步追上老先生，问道："你儿子正开车去镇上，而你自己走路需要步行十五公里，他怎么没停下来带你一起去呢？"没想到，那位父亲却说："我这儿子是好样的。把车子停下来就得多耗汽油，重新发动又得浪费汽油，那可不好，绝对不能浪费。"

这个村庄举行了一场婚礼，时间定在上午十点半，我受邀参加，却因为有事耽搁，到现场时已经是十一点钟。让我惊讶的是，仅仅晚了半个小时而已，我到达时，却看到穿着旧衣旧鞋的新娘子已经在谷仓里头干活了，而她的新婚丈夫则在她身后的田里种着玉米，果真是一丁点时间都不能浪费。

很多年后，一名医生在给新兵做心理检查时，跑来向我求助："我刚刚检查了十二名新兵，他们都很健康，但是每个人都诉苦，说自己每星期会有一次严重的背痛，必须一整天待在床上。"我对他说："没什么，你只是碰上了某个特殊的群体文化。"

我告诉他，之前我去过的那个奉行轮耕的乡村，那里的男人们每个星期就会拨出一天帮忙其他邻居，因为其他人会有一天因为背痛而不能下床。

医生很纳闷地看着我，我向他解释："他们那一族的人结婚时，会邀集六个邻居，进行缜密、认真的讨论。因为年轻人结了婚，就意味着他会在和妻子交欢后的隔天因背痛不能下床，而其他几位邻居也是一样。于是，大家说定了哪个人在哪天和老婆亲热。"

故事点评：

我们从孩提时期开始，行为就越来越呆板却不自知。我们以为自己一直很自由，其实不然。我们必须认清这一点。

艾瑞克森的故事：预知考题

我的一位患者原本是位心理学专业的学生，在获得硕士学位后，一度对未来倍感茫然。我对他进行了实验性的催眠治疗，他因此有了直接体验内在潜意识的机会。后来，他决定再进入医学院深造，而在他就读的最后一年里，一位对他颇为欣赏的教授问了他一个问题："亚瑟，你认为你会通过我的期末测验吗？"亚瑟胸有成竹地回答："我是不会被你考倒的。你应该会出十道题，它们是……"接下来，他向教授说出了十道考题的内容。

教授无比惊讶："你竟然对我的考题了若指掌，连顺序都没有说错，难道你偷偷溜进了我的办公室，复印了一份期末考题？"

亚瑟摇头："当然不是。我只不过能预见到你的题目罢了。"教授依然不信："这些话实在没有说服力，咱们必须到系主任那儿去说个清楚。"系主任听完事情的来龙去脉，问亚瑟："你真的完全知道考题的内容？"亚瑟心平气和地回答："我当然知道，因为我听了他每一堂课的内容。"

系主任同样觉得难以置信："除非你有办法证明自己的清白，否则我只能禁止你参加考试。而且，你将因为作弊而不能毕业。"

亚瑟解释道："你不妨现在就派人到我的房间去，把我在这门课上做的笔记拿来。你会发现，上面有 10 个地方都被标上了七星符号，而且，这 10 个地方还被注明了'1、2、3'这样的排序。教授一向都习惯出 10 个问题，而我标注出的这些内容，都是他在课程中一再强调的重点。"

系主任与教授马上请人取来了亚瑟的笔记本，结果发现，一切确实如亚瑟所言。他的笔记中有很多星星符号，有的地方只有一颗星，有的则有两颗甚至更多，而其中被标注七星的，恰好只有 10 处——就是教授要考的那 10 处。而且，这 10 处还被标上了序号。

系主任告诉亚瑟："你不必参加考试了。因为你不仅认真听了课，还注意到了授课者在表达重点时所做的特殊提示。"

当你认真听课，并且留意到了讲师格外强调的那些内容时，便不难预测出考题所在。亚瑟正是这方面的翘楚，他不但擅长聆听，还十分懂得如何将听到的内容进行评估和选择，难怪他总是能事先预知考题。授课老师自己其实才是"泄露天机"的人，他们总是不厌其烦地重复着重点，而且期待学生能够在浩瀚的信息中分清主次。有时，他们会对某项看似不怎么重要的内容流露出格外的关注，学生们便由此也会特别留意此处，因为它很可能出现在考卷上。可以说，人际沟通是一项非常复杂的活动，我们的面部表情、眼神转换、身形姿态、移动方式与四肢、头部以及肌肉的运作步骤等等，全都不断泄露出大量的非语言信息。

故事点评：

在这则故事中，年轻的医学院学生不仅学会了信任自己的潜意识，更将个人的感知技巧发展到了极致，正如艾瑞克森所说的："是这方面的翘楚。"当然，大部分人无法将感知能力发挥到如此地步，然而，知道这件事是有可能实现的，必定会让我们大受鼓舞，进而朝着相似的方向迈进。尤其当我们处于梦中或联想之际时，这时接收到的明确信息，势必会激发出我们对于潜意识引领的更大信任。

在这个故事中，教授其实也处于潜意识的运作下，因此才会将那些他期待学生记住的知识点不断强调。艾瑞克森则利用这例患者告诉我们，应该想办法聆听属于潜意识的暗示，这样的认知，才是深度看见。故事当中，身为学生的亚瑟能熟练地将潜意识层面的领悟转换成意识层面的认知。人们在聆听他所讲述的故事时，即使在意识层面上存在不解，却依旧能在潜意识层面上对艾瑞克森产生回应，而这也正是艾瑞克森一直以来所倡导的。

在催眠疗法的运用方面，艾瑞克森同样鼓励人们信任自己的潜意识心智。在下面这段针对心理治疗师的讲话中，他陈述了相关重点：

催眠这项工作实在不用耗费太多心力。成功的关键在于，你要相信自己拥有引人进入恍惚状态的能力，并且对自己的表达充满信心。如果你能做到谨慎行事，任何人都会在你的引领下进入催眠状态，包括那些严重偏执的患者。通常来说，我不鼓励对偏执患者进行催眠，因为这些人在催眠状态下会变得更加偏执，不过，就实践经验来说，所有有心理疾病的患者都能被引入催眠状态——没有例外。

当事人需要知道自己处于恍惚状态吗？答案是否定的。而至于催眠的深度，则取决于能否令当事人的潜意识心智对事物产生深度看见。在这些心灵的认知过程中，你将会有丰盛的收获，将远远超过意识层面殚精竭虑所获得的成果。所以，即使是故意为之，你也应该努力调动自己潜意识层面上的内在心智。

艾瑞克森的故事：利用对方的语言

有位医生来找我，希望我可以帮他的患者减轻疼痛。他介绍道："这位患者今年 52 岁，拥有硕士学位，人非常聪明，不仅博学多闻，还有绝佳的幽默感。只是，她只剩下不到三个月的寿命了，而且时时遭受着疼痛的折磨。我给她开了双倍的止痛剂，却依然无法让她睡个好觉，她实在太疼了。"

见到这位患者时，她坐着轮椅被人推进了我的办公室，那年我已经 70 岁了，头发已经花白。她对我说出的第一句话是："小子，我的身体是连强效化学药品都搞不定的，你真的认为催眠可以改变得了它吗？"

我说："夫人，当我注视着你的眼睛时，看到了你的瞳孔在持续地扩大和收缩，脸上的肌肉也在抽动，所以我知道你正承受着巨大的折磨。现在，夫人，请你告诉我，假如你看到一头饿得皮包骨的老虎慢慢地走了进来，而且一边舔着嘴巴，一边用饥饿的目光注视着你，你还会感觉到多少疼痛？"

她说："在那种情况下，我是不会感觉到任何痛楚的。哎呀，我的天啊，我现在真的感受不到任何疼痛了，我可不可以把那头老虎带回医院去？"

我说："当然可以，可是我必须告诉你的医生。"

她说："只要不告诉护士就行，我想捉弄她们，每次她们问我痛不痛时，我就告诉她们：'瞧瞧床下，看看老虎还在不在那儿，我一点儿也不痛。'"

任何称呼我"小子"的 52 岁女性，都一定是很有幽默感的，所以，我利用了这一点。

当患者用他的语言跟你说话时，别转译成你的语言。倾听患者时，也别以为你了解他，因为你是用你的耳朵听，以你的语言想，但患者的语言和你是完全不同的。你要像患者一样理解他的话。再进一步讲，无论你的患者是什么人，请善加利用。假如她会吟诵，你也可以吟诵；假如她是个摩门教徒，你也应该对摩门教略有所知，才能善加利用这一点。

故事点评：

这个故事，不仅符合艾瑞克森一向倡导的"说对方的语言"，而且还示范出了治疗师对待患者应有的态度——看见患者需求，解除患者的痛苦。

曾经有学生向艾瑞克森抱怨，自己在为一位发育迟缓的 20

岁女孩进行治疗时，自己和女孩的父母相处得很好，但是那位女孩却总是对她发脾气。艾瑞克森对学生说："那是因为你一直摆出一副特别正经、高高在上、十分专业的样子。你应该想尽办法为你的患者做点什么，而不是摆架子。"这位学生恍然大悟，回去继续给女孩治疗。后来，那位女孩送了一只紫色的填充布牛给艾瑞克森，艾瑞克森称之为"一件杰出的、独一无二的艺术品"。

艾瑞克森的故事：美丽的疤痕

　　有一位女大学生，总是习惯用左手遮住嘴巴。比如在课堂上朗读文章时，她必定将左手搁在鼻子下方，想要掩住自己的嘴；到餐厅吃饭时，她也会把嘴巴藏在左手的后面。可以说，无论是身处课堂、置身大街或是去餐厅，她始终都会高抬着左手去护卫嘴唇，完全不让别人有机会看清她的全貌。

　　我对这个现象好奇极了，下决心一定要更多地了解她。经过几次尝试后，她终于将10岁那年的不幸遭遇告诉了我。在一场车祸中，她整个人击穿了挡风玻璃，被重重甩出了车外。她的嘴部被玻璃割伤，汽车引擎盖上也留下了血迹，对于年仅10岁的小女孩而言，这无疑是段极其恐怖的经历。在她的记忆中，她当时血流如注，嘴部受了重伤，也正因此，她总是用手掩嘴，不愿让任何人见到自己的疤痕。

于是，我要求她阅读化妆术的历史，她读到了有关各种形状的美人痣的信息，以及女人会故意在自己最得意的五官旁点上美人痣，以引发别人的注意。在催眠过程中，我先带她画出一些美人痣，接着，再引导她画出自己唇上疤痕的真实模样——是一个如美人痣般大小的五星斑纹。只可惜，她依旧将如此一点小疤看得比整张脸还大。

我说服了她接受男生的约会邀请，而且要求她在约会过程中，必须携带两个沉重的手提袋，这样她的双手就只能下垂，不得不远离脸庞。在和不同对象的几次约会中，她惊讶地发现了一件事：当对方和她吻别时，必定会亲吻她带有疤痕的嘴角，一次、两次、三次……全都如此。她并不知道，这根本就不是巧合，而纯粹是她的好奇心使然。因为每当她对某事产生好奇时，总会不由自主把头倾向左边，因此，约会对象只能毫无选择地亲吻她的嘴唇右侧。

每当我讲述这个故事时，总会刻意留意听众的表情。人们虽然对潜意识的表达方式算得上了解，却不知道还存在着潜意识的聆听反应。每一次，女士们在听到这个故事时，都会不自觉地噘起嘴来——我很清楚她们在想些什么。未来如果你家里举办新生儿派对，不妨留意一下来访者们的嘴部动作，很快你就会知道，何人将在何时会向新生儿献上一吻。

故事点评:

艾瑞克森注意到，这位女大学生在好奇时便会将头侧向一边，于是，他预测到她在亲吻之际，势必也会做出同样的举动。他用这个故事阐述了，该如何利用患者不自觉流露出的信息，这对心理治疗至关重要。艾瑞克森引导女孩去发现自己早已了解的信息——每当她萌生好奇心时，便会将头侧向左边。为了让她有机会发现这个信息，他想尽办法阻止她利用一贯的自我防御机制（用左手遮掩口唇），而且，鉴于有数位男士都亲吻了有疤痕的那一侧，他断定那疤痕并非真如女孩所说的那样丑陋。

在这里，艾瑞克森运用了魔术中声东击西的把戏。他将我们的注意力引向一边，而真正的关键事件却正发生在另一边。比如他引导我们思索："她为什么总是用左手遮掩嘴唇？"我们却意识不到这一点并不重要，重点在于她偏头的方式，那才是问题所在。

艾瑞克森的故事：难缠的角色

在进行心理治疗的过程中，我偶尔会让自己进入恍惚的催

眠状态，以便更加敏锐地感知对方的声调、语气与转折，我能
比平时听得更仔细，看得更真切。而在日常生活中，我也会不
自觉地进入恍惚的境地，忘记了周遭人的存在，以至于人们经
常眼睁睁看着我进入出神状态。

来自秘鲁的精神医学教授罗德里格斯（Rodriguez）曾一度
成为我的患者。他写信告诉我，他很愿意来我这里接受心理治
疗，而在此之前，我早已久仰他的大名，知道他不仅知识水准
在我之上，也比我更加敏锐。因此，对于这样一位资历深厚的
学者竟然主动要求接受我的治疗，我感到不可思议，不禁考虑
道："对于一位学识、智慧和敏感度都远超我的患者，我该如何
应对呢？"

这位罗德里格斯教授是西班牙皇族后裔，性格傲慢无礼，
且冷漠无情，是个相当难缠的人物。我们的第一次见面约定在
下午两点整，神思恍惚中，我写下了他的姓名、住址、婚姻状
况等各项资料，之后我问他："你对自己的状态有什么看法？"
一抬头，对面的椅子竟然空空如也，我又看了看墙上的钟，发
现此时已经是四点整。与此同时，我注意到桌上的档案夹中已
经夹了好几张资料，我这才恍然大悟，自己竟然在催眠状态下
完成了初次会谈。

经过了六七次心理治疗后，在某次见面时，罗德里格斯突
然跳起来冲我大喊："艾瑞克森博士，你进入催眠状态了！"

我马上回过神来，反驳道："我知道你比我聪明、敏锐，专
业学识也远胜过我，除此之外，你还相当傲慢无礼。我并不觉

得自己有能力应付你这样的患者，不断冥思苦想了很久，直到初次会谈后，我才发现，自己的潜意识已经伸出了援手。我已经收集了很多你的资料，等你一会儿离开后，我就会研究这些书面内容。"

罗德里格斯火冒三丈，他用手指向我桌上的照片，问："他们是你的父母吗？"

我回答："是的。"

"你父亲是干什么的？"

"他是农民。"

罗德里格斯立即嗤之以鼻："原来是无知的乡下人！"

我反唇相讥："是的，他们确实是无知的乡下人。然而据我所知，属于我祖先的低贱血液，也同样流在你的血管中。"他瞬间哑口无言，因为他知道维京人在历史上曾经统治过全欧洲。而我之所以这么说，是因为知道他对历史十分精通。

此次交锋后，这位大教授一度变得相当配合。只不过，我从侧面得知他在离开英国时，并未支付别人对他进行精神分析的费用，而当他离开杜克大学时，更是负债累累。因此，当我们进行最后一次心理治疗时，我故意请他讲述自己与名流的各种逸事，他十分高兴能有机会炫耀一番，于是讲得格外详细，我则趁机记下了那些人的具体地址。当一切就绪后，我问他："你准备怎么支付心理治疗的费用？支票还是现金？"

他愣了一下，马上明白过来："你在耍我？"

我心平气和地答道："这只是必要的防范措施，我在凭能力赚取酬劳。"

于是，我拿到了全部酬劳。聪明如他，肯定察觉到了威胁的意味，尽管我没有说出半个字，但我难道还有什么其他理由需要知道那些名人的姓名和住址吗？

故事点评：

艾瑞克森对这个故事很是津津乐道，它充分证明了，催眠对心理治疗师本人所具有的价值：是协助他有效回应患者的最佳方式。此外，还展示了治疗师在面对傲慢的患者时，"占据上风"的重要性。一开始，艾瑞克森就真实表达出了对罗德里格斯自愧不如的心境，而随着情节的逐渐发展，这个大前提则让故事最后的结论更显得掷地有声。艾瑞克森通过故事传达了一条潜在信息：我们有可能在某人面前感到"矮了半截"，甚至觉得自己一无是处，但如果我们懂得向潜意识的领域中探寻，便能看到自己可与对方匹敌的方面，又或者挖掘出一些让自己占据上风的资源。即使我们不得不像艾瑞克森一样，必须搬出祖先的历史来说话，也不是什么要紧的事，艾瑞克森认为，每个人都应该尽其所能地运用各路知识和信息。

艾瑞克森的故事：唐老鸭与三只小鸭

　　我曾经在写一篇短评时，怎么都找不到灵感，任凭整天搜肠刮肚，绞尽脑汁，纸上却依旧一片空白。那之后的某一天，我在等待患者时突发奇想："在见下一位患者之前，我有足足两个小时的空闲，不妨试着进入一下催眠状态，了解自己潜意识里的想法。"

　　就这样，等患者到来前的 15 分钟，我才惊讶地瞥见自己膝上放了一盒子儿童漫画书。在我的书桌上，还有两盒这样的书。眼看患者将至，我立刻把漫画书放回了原位，而就在这次催眠后的两个星期，我又想起了我的那篇评论，脑中同时闪过一句话："于是，唐老鸭对尤义小鸭、唐威小鸭与路易小鸭说……"一切仿佛豁然开朗，我满心喜悦地明白过来自己为何会去看漫画书，因为那些情节同样也能引起成人的共鸣。但凡打动人的描述，必然是这样简洁、清晰且指向明确的，我就此突破了写作瓶颈。毫无疑问，潜意识非常懂得该去哪里寻找合适的范例。

故事点评：

　　我曾向艾瑞克森求教如何安排患者的就诊时间，并希望他在写作方面指点我几招，他于是告诉了我这个故事。在故事中，艾瑞克森又一次彰显出潜意识在攻克难题方面的深刻价值。他显然是想告诉我，应该进入自己的催眠意境中去寻找答案，并像他一样耐心聆听潜意识的反应。我采纳了他的建议，并且真的从中不断找到了解决之道。有一回，当我想不出演讲的内容时，我问自己"到底该如何克服这个困难"，并进入了自我催眠的状态，很快，我发觉自己右手大拇指内侧、中指的横侧面以及食指的中间地带传来了刺痛感，我惊讶地意识到，这些正是自己握笔的部位。内在潜意识在发出信息，提示我应该用手写文稿，之后再转成口述，而我照做之后，果然突破了障碍。

艾瑞克森的故事：观察行人

　　当你走在大街上，试图用稳健的步伐笔直前进，但如果你此时感到饥肠辘辘，便会在经过一家餐厅时不由自主地放慢脚步。如果你是位女士，会下意识地转头浏览珠宝店的橱窗；若你是位运动员，则会自然而然地望向有运动器材的展柜；如果你是个有牙齿问题的人，并且拖延着没去看牙医，或没有严格遵照医嘱，那么在经过牙医诊所的时候，一定会自动加快脚步。

我曾经特意在医院大楼旁观察年轻的女性，如果一位女士是从妇产科走出，并以特定的方式放慢脚步，双手的摆动也逐渐缓和，同时脸上浮现出温柔的神情，此时我如果上前询问："请问你是怀孕了吗？"她们往往会不假思索地回答："是的。"或者说："我希望如此。"

但如果一位年轻女性仅仅是路过医院，却也因此改变了原有的步伐、手臂的摆幅以及脸部表情。这些则属于畏惧反应，此时你要小心，千万别贸然问出失礼的问题，因为她多半还是单身。

但几乎每一个人，无论男女老幼，都会在经过某处时自动放慢脚步，好似周遭的空气都突然变得浓郁而难以穿透似的。这个神秘的地方，就是面包店！那强烈的面包香味，会令人不由自主地放慢脚步，甚至为之驻足。

故事点评：

这个故事证明了，我们的绝大部分举动深受潜意识控制。艾瑞克森数次用了"自动""自然"这样的词去说明人们的行为取向，因而，当这类故事被用来鼓励接受心理治疗的患者时，将发挥出很好的效果，让患者自动、自发地在催眠状态中有所反应。而故事内容一旦具有了重复性，就会更容易诱使聆听者进入催眠状态，尤其是当陈述者刻意以一定的节奏重复某些内容时，效果尤其显著。

这个故事也可以用于诊断问题。当治疗师提到故事中的不同场景（珠宝店、体育器材用品店、牙医诊所）时，留心观察患者的反应，便是深度看见的开始，能从中窥探出端倪。而当谈到年轻女性对于怀孕的态度时，则很容易引发患者针对怀孕这件事发表看法。至于故事中对面包店的陈述，则能让催眠对象重回儿时记忆，想起很多与面包香味有关的往事。

艾瑞克森强调人们在经过面包店时"每一个人……自动放慢脚步"，对于这一点，我曾百思不得其解，后来才明白，他是企图向我传达出另一个信息："慢下来，罗森。"他暗示我，所有聆听者都应该放慢生活节奏，让自己有时间联想，并感知那些联想。

艾瑞克森的故事：被笔端泄露的秘密

任何一个微小的动作，都不该被轻易放过。

通常，如果我们在列出的问题下回答"是"，那么答案便真会呼之欲出。比如，某个女孩如果问我："我真的恋爱了吗？"我会反问她："你究竟与谁坠入了爱河？"倘若她在几个追求者中犹豫："我也弄不清楚，到底是比尔、吉姆、彼得还是乔治……"我则会借机追问："是比尔吗？是乔治吗？是吉姆吗？是彼得吗？"

她在那些名字后逐个写下了"是"，然而，如果某个"是"落笔极重，甚至力透纸背，能在纸上穿出个洞来，那么，这个男孩必定就是她的意中人。只不过，她可能并不希望知道真相。

有一次，安德森博士受邀来到密歇根州立大学，对心理系的全体师生进行一场有关催眠的演讲。安德森博士问我是否乐意做个示范，我于是当场征集志愿者，有几名学生很愿意参与，我从中选了一名叫作佩姬的女孩。

根据安德森博士的要求，我要示范催眠式的自动书写（Automatic Writing）。于是，我请佩姬坐在长桌的一端，其他人则全部聚集在长桌的另一端。我逐步将佩姬引入催眠状态，在神思恍惚时，她依旧知道自己身处长桌的一端，其他人都在另一端看着自己。然后，她自动在纸片上写下了一条信息，接着将纸片折叠、再折叠，最后，快速塞进了自己的手提包中。对于这些自发的举动，她全都毫无察觉，而其他人却将一切看在了眼里。

接下来我告诉她，她在清醒之后，会在纸上自动写下："今天是六月里最美好的一天。"她果然这么写了，但事实上，当时才四月份。等到展示结束后，我让她看了自己写的这句话，她矢口否认自己曾写下这么荒谬的句子，而且认定上面的笔迹根本不是她的。从某种意义上来说，这确实不是她写的。

九月份的一天，我接到了佩姬从印第安纳州打来的长途电话，她一上来就说："今天发生了一件很奇怪的事，我肯定这与你脱不了干系。今天我在清理手提袋时，发现了一小张纸片，打开一看，上面写着：'我会嫁给赫洛德吗？'那并不是我的笔迹，我连它是怎么跑到手提袋里的都不知道，但直觉告诉我，这事与你有关。可我只与你接触过一次，就是你四月份到密歇根州立大学进行演讲的时候，所以，你有什么想解释的吗？"

我承认道："没错，是我干的。四月时你是否与某人订婚了？"

"是的，我当时刚与比尔订了婚。"

"可你对这桩婚事还有疑虑，对吧？"

"完全没有。"

"那么，之后发生了什么？"

"六月的时候，我和比尔分手了。到了七月，我嫁给了赫洛德。"

"你认识赫洛德多久了？"

"我在念书时曾见过他几次，但从来没和他聊过，直到七月份，我们才偶然相遇了。"

我说道："那句'我会嫁给赫洛德吗'确实是你写的，是你在催眠状态中不自觉地写下的信息。你的潜意识早知道你会与比尔分手，赫洛德才是真正吸引你的人。"早在几个月前，她的潜意识就知道婚约会取消，而她之所以在那时把纸折起藏好，是因为当时她的意识层面还没准备好面对这个现实。

作为治疗师，当你第一次要求患者进行自动书写时，除非你确实能让对方感到安全，否则他们很难放心大胆地书写，因为自动书写多少会暴露内心的秘密，患者一时难以坦然面对。因此，如果你想让患者尝试自动书写，就要允许对方表示自己"做不到"，继而你可以逐步引导他放松下来，比如让他随手涂鸦，写什么都行。在对方随意涂写几次之后，其秘密就已通过那些难以辨认的潦草字迹或线条表现了出来，就像佩姬不自觉地写下"今天是六月里最美好的一天"那样。正是这些不经意写下的句子，一点点透露出人们内心的秘密。我曾连续花了 16 个小时，只为了从一些难以辨认的字迹中解读出信息，而那些潦草的字迹竟真的揭露了全部真相，由此我认定，重要的信息早就写在了"潜意识的纸条"上，我们所需要做的，唯有"看见"。

故事点评：

书写带来的压力，往往能让人透露某些重要信息。艾瑞克森并不曾刻意让佩姬写下"今天是六月里最美好的一天"这句话，但她果然就在六月与未婚夫比尔分了手。而另一重意义则在于，提到六月，人们多半就会联想到婚礼。

艾瑞克森的故事：巴厘岛上的催眠

1937 年，玛格丽特·米德（Margarcl Meade）、简·贝罗（Jane Belo）与格雷戈里·贝特森一起前往巴厘岛，他们此行是为了研究巴厘岛特有的自我催眠现象。

准确说，这是一种奇特的文化氛围。巴厘岛上的居民会在前往集市的途中进入深度催眠状态，他们会在恍惚中购物，然后在回到家门时醒过神来。有时，他们甚至会继续停留在催眠状态中，顺便拜访一下同样在催眠中的邻居，可以说，自我催眠是他们日常生活中的一部分。米德、贝特森与贝罗在研究过当地居民的行为后，带回了许多录像给我观看。米德博士渴望知道，巴厘岛式的催眠状态与欧美的催眠状态是否相同。

现在，露西向各位所展示的姿势，正是巴厘岛居民习以为常的动作——握起双手，用脚尖站立，并将意识集中在身体反应上——毫无疑问，这就是人处于催眠状态时的表现。

故事点评：

这个故事说明，即使身处催眠状态中，也不见得一定就会表现出反常的行为，人们依旧可以进行诸如购物、访友之类的日常活动。在故事结尾，艾瑞克森通过一位心理治疗师（露西）在他办公室内进行的示范，来具体展示出巴厘岛居民与西方催眠的相似之处，而艾瑞克森以遥远的异国为例，传达了两个信息：其一，催眠其实是每个人都或多或少体验过的恍惚状态，并无特殊之处；其二，催眠意境充满了魅力，就像那神秘的异国风情。

间接暗示法

My Voice Will Go With You

第四章

本章中的故事，旨在说明艾瑞克森是如何运用"传统"式的催眠情境（比如回溯经验、时空转移等）来进行治疗。而这些故事还同时揭示了另一点，那就是艾瑞克森对催眠疗法所做出的卓越贡献——他采用了"间接暗示法"进行催眠。他的间接方式在面对患者的"抗拒"（无论是排斥催眠，还是排斥心理治疗本身）时，可谓功效卓著。举个例子来说，在"绕抗拒而行"的故事中，充满质疑又十分苛求的医生所接受的催眠指引，竟来自另一位已经被催眠的对象，其抗拒行为因而没了用武之地。

艾瑞克森的故事：字面意义

我曾经邀请一位女孩做催眠示范，目的是为厄尼斯特·琼斯博士展示深度催眠以及其他一些催眠现象。我引导她进入了深度催眠，并要求她在"虚无之处的中间"与我相遇。她立即睁开了双眼，整个人处在恍惚中，语气却一本正经："事情很不对劲！"

琼斯博士一头雾水，完全不明白差错出在哪里，受试的女孩却深知问题所在——根本没有什么"虚无之处的中间"。

我指示她再度闭上双眼，并把她从出神的状态中唤醒，然后对她说："我要你去做另一件事，我要你在进入出神状态后，和我在外太空相遇。"

　　她再次在催眠状态下睁开了双眼，从表情上看，她对地板、四周物品乃至整个房间都无法适应。我对她说："请看着我手中的镇纸，然后，请将镇纸换个位置。"

　　她回答道："艾瑞克森博士，我现在占着一个位置，你占着另一个，而镇纸处在第三个位置。只有这三个位置，再没有其他的位置了。"

　　很显然，这位接受催眠的女孩，非常执着于字面的意思。

　　我再次将她从催眠状态中唤醒，然后讲了个荒诞的故事给她听："有位牛仔骑马出门，他看到了一座山，这座山高耸入云，必须抬头望两次才能看到山顶。他尽可能地抬头仰望，望过第一下之后，第二次再从第一眼所见的尽头继续往上。"随后，我重新把她引入催眠状态，同时告诉她："当你睁开双眼时，我要你注视我的双手，别去看双手以外的地方。现在，就请低头看吧。"

　　她边看边说："你的手居然是粉色中带着灰色的。可是，艾瑞克森博士，你的手在这里，你的人在哪儿呢？我只见你的双手，却看不见你的手腕。另外，艾瑞克森博士，我的眼睛一定是出问题了，你的手竟然跟纸片一样平，它们原本应该是立体的啊。"

　　当我们进行催眠时，潜意识会赋予文字十分精准的意义。终其一生，我们都在学习，不断将知识转到潜意识中储存，而且学会自动使用这些成果。当你尚且在牙牙学语时，有段时间你会认为"喝水水"（drink-a-wa-wa）就是一杯水（a drink of water）的意思，然后，你足足花了好久，才发现"喝水水"其实不是一杯水。同理，即使你解释得再详细，接受了催眠的成年人也需要在过了很久后，才会逐渐领悟到"某种语言你并不了解——虽然你曾经对其耳熟能详"这个道理。

故事点评：

故事中被催眠的女士十分拘泥于催眠暗示的字面意思，同时，艾瑞克森强调，潜意识的学习绝不能故步自封，而是要不断累积新的信息："终其一生，我们都在学习，不断将知识转到潜意识中储存，而且学会自动使用这些成果。"艾瑞克森暗示读者，要将从这些故事中所得的各种信息转入潜意识，并开始自动运用学习的成果。

艾瑞克森的故事：柳橙过敏事件

一位女士拿着处方去药店买蓖麻油，当她将处方递给药剂师时，顺便吐槽了对于蓖麻油的无奈——她觉得蓖麻油十分恶心，但回家后却只能忍着恶心把它喝下去。

药剂师问她："在我准备蓖麻油的时候，你愿意喝杯新鲜的柳橙汁吗？"

她答应了。虽然那杯橙汁的味道与以往不同，但她依然一饮而尽。之后她问："我的药准备好了吗？"

药剂师回答："你已经喝下去了，就在柳橙汁里。"

从那天开始，这位女士开始对柳橙产生了"过敏"。只要见到新奇士鲜橙的广告牌，她便会反胃不止，甚至到餐厅时无意瞥见了柳橙，也会感到恶心，接下来，她连到摆放着柳橙的商店去购物都做不到了。她还因此扔掉许多橘色的衣服。到了最后，只要她听到"柳橙"这个词就会恶心呕吐，头痛欲裂。

这位女士的朋友恰好是我的同事，于是我们邀请了她参加医院的派对，并且，我还与同事们预先做了些准备。派对过程中，女士的医生朋友故意请我示范催眠疗法，我开始轮流为不同的人催眠，这位女士旁观了一会儿，终于鼓足勇气参与了进来。

在她恍惚出神的时候，我引导她回到了她三岁那年——与蓖麻油事件相隔遥远的年代。随着她进入梦游式的深度催眠状态，出现了许多或正面或负面的幻觉。就在此时，派对主人走来问大家是否愿意喝柳橙汁，没有人表示反对，于是主人拿来了满满一篮子柳橙，并且特意坐在那位女士的身旁，为大家现场榨取橙汁。大家天南海北地聊着天，我引导女士注视派对主人，并与之攀谈。而当所有人都喝完了橙汁后，我又暗示她注意口中的那一丝甜味。

当天晚上，她在从派对回家的路上，再次看到了那张新奇士橙子的广告牌，却没有了任何不适。她觉得难以置信："真奇妙,那广告牌不再让我恶心了。"

经过那晚之后,她不仅重新开始喝柳橙汁,也不再排斥橙色的衣服。而当她回想起之前对柳橙的严重"过敏"时,说:"我完全不记得自己是什么时候讨厌柳橙的,但现在我再也没有这种感觉了,这一切到底是怎么发生的?"

这一切,是我利用时间转移的方式,将当事人重新定位后产生的效果。如果你因为恐高症而不敢爬山,我同样会将你重新定位在过去的某个时间里,让时光回溯十年甚至更久。你将回到自己的 18 岁,那时的你正盼着出门游玩,全然不知道恐高是何滋味,于是你兴致勃勃地爬上山峰,欣赏着山峰那边的风景。

如果这个方法不能奏效,我就会想办法迷惑你对事物的知觉,比如,在催眠状态中,让你觉得山脉如同平地——一块平坦且特别适合耕种的绿地。如此一来,尽管你依然觉得道路崎岖不平,但最终还是会毫无惧意地爬上山峰,并感慨开垦土地真是不易。而等你在催眠中成功翻越了山巅后,我便会逐渐恢复你对事物的正常认知与定位。

借由一个个梦,就算你身处艳阳高照的夏日,也能感到自己正在寒冷的雪天里溜冰;明明躺在家里的床上,你也会感觉自己同时置身于新奥尔良、旧金山和檀香山的酒店里享用大餐。你还可以在酣睡之际开着飞机上天,驾着跑车兜风,或者与朋友们欢聚一堂。

如果你身为心理治疗师,便会相信每位患者都曾有过类似的经历，那就是在催眠状态中，梦境会被转化成真实的感受。这些信息来自于过往的学习，我们早已了然于心，但却被逐渐忽视了，最终经过催眠充分调动并得以运用。

艾瑞克森的故事：壁炉旁的狄更斯

有位医生被失眠所困，他对我这样感慨道："我一路打工才读完了大学，为此损失了不少睡眠。而在读完医学院之前，我结婚了，为此我必须损失更多的睡眠，一边偿还医学院的学费，一边抚养家人。从那个时候起，即使我十点半就上床睡觉，也会辗转反侧，折腾到大约凌晨五点，才能昏昏沉沉地睡着。可是到了七点，我就必须起来上班。在医学院读书这些年，我对自己承诺要读完《狄更斯全集》，还有《司各特全集》《陀思妥耶夫斯基全集》，因为我热爱文学，可是始终抽不出时间来，我能做的，只有翻来覆去失眠到五点。"

我告诉他："既然你抱怨自己从来没有时间读狄更斯，那你不如马上去买一套《狄更斯全集》。对了，你家壁炉上有没有壁炉架？"他说："有的。"我于是告诉他："找一盏电灯，放在壁炉架上，再把一本狄更斯的作品摆在电灯旁边，从晚上十点半到清晨五点，你就站在那里读狄更斯。那样一来，你就能完成你之前的计划了。"

后来他又来找过我，一见面就问："我可不可以坐下来读狄更斯？"我说："可以。"

第三回见面时，他告诉我："我现在阅读狄更斯出现了困难，每次坐下来开始阅读，但读不到一页，我就睡着了。醒来后，我总因为坐着睡觉而全身僵硬。"

我说："你去找一个夜光时钟，假如上床后，你看着那个时钟的时间超过了十五分钟，你就起床到壁炉前站着读狄更斯。不过，既然你已经完成了一部分的阅读计划，应该已经发现了许多抽时间读书的方法吧。"之后，他不仅读完了狄更斯、司各特、福楼拜和陀思妥耶夫斯基的全部作品，睡眠状况也大为改观。他害怕站在壁炉前阅读，他宁可睡觉。

艾瑞克森的故事：绕抗拒而行

我在凤凰城首次实施催眠疗法时，有位医师打来电话，希望找我治疗，但他的强硬语气让我不禁心生警惕——他竟然要求我将他引入催眠状态，这件事必然会很棘手。我让他第二天就来治疗，而当天他一进办公室，就迫不及待地表示："现在就请把我催眠吧！"

我毫无悬念地失败了，想尽各种方法都不能奏效。我告诉对方："对不起，我需要先离开一会儿。"然后，我转身进了厨房，向一位在我这里帮忙的学生求助："艾尔丝，在我办公室里有位对催眠极为抗拒的患者，我急需你的协助。不过，我得先把你催眠，让你进入梦游式的状态。"

随后，我和已经被催眠了的艾尔丝一同回到了办公室。当着那位医师的面，我将艾尔丝的手臂高高举起，展示被催眠者全身僵硬的样子。接着，我对艾尔丝说道："艾尔丝，请走到那位男士身边，我要你一直保持这样的站姿，直到将他催眠为止。现在我会出去一会儿，十五分钟后再回来。"

当我再次回到办公室时，果不其然，那位医师早已进入了深度催眠状态。

医师的抗拒只是针对我的，对艾尔丝并没设防。而且，谁能抵挡得住一个已经被催眠的人传送出的催眠信号呢？

无论如何，作为治疗师，你必须想办法绕开抗拒。你可以先在患者坐上椅子时引发他的各种抗拒，然后，再请他坐到另一张椅子上，他于是有机会将抗拒留在原地，而不带有任何抗拒地坐上了新椅子。

关于这方面，我还有个故事想说。

一位 35 岁的女士告诉我："今天早上我刚刚接到老板的通知，我星期二必须飞到得州的达拉斯，星期六再飞回来。我是个程序设计师，需要为全美各地的客户设计程序，但是我对坐飞机有严重的恐惧症。大约 10 年前，我坐的飞机出了事故，虽然飞机没受什么太大的损坏，也没人受伤，但是从那以后，我就越来越害怕坐飞机。我的恐惧强烈到每次到达目的地时，不仅全身的衣服都湿透了，人也筋疲力尽，必须到酒店睡上 8 小时才能开始工作。我试着改坐汽车和火车，但老板忍受不了我在路上花费这么长时间，所以今天早上他对我说：'你要么就直接飞到达拉斯，要么就别要你的饭碗。'可我不想失去工作，我热爱它。"

我带她进入催眠状态中，要她幻想自己正在 11000 米高的飞机中。很快，她身体上下地快速摆动，表现出全身发抖的恐惧模样，然后全身蜷缩，前额几乎碰到膝盖。接下来，我要她幻想飞机降落，我说："我要你的飞机下降，在它着陆的一刹那，你所有的害怕、恐惧、焦虑和折磨，都悄悄地从你的身上消失了，进入到你旁边的椅子里。"她从催眠状态中醒了过来，表情惊恐地从椅子上跳起来，冲到房间的另一头，指着刚刚坐过的绿色椅子说："它们在那儿！它们在那儿！"

然后我请我太太进来，说道："贝蒂，请坐在那张椅子上。"女士赶忙阻止："艾瑞克森太太，别坐那椅子！"我太太继续走向那椅子，那位女士干脆冲上去，用身体挡住贝蒂不让她坐。我让贝蒂离开，然后转向病患说："你的治疗已经完成了，祝你从凤凰城到达拉斯的行程愉快。记得从机场打个电话给我，告诉我你有多享受这趟飞行。"

她离开后，我要我女儿照了张那椅子过度曝光的相片，又分别照了曝光不足和适度曝光的相片。我将它们放进三个信封，在过度曝光相片的信封上写道："你的恐惧、害怕、焦虑和折磨的永久栖息地，慢慢沉入被遗忘的暗处。"在适度曝光相片的信封上写道："你的恐惧、害怕和焦虑的永久栖息地。"在曝光不足相片的信封上写道："你的恐惧的永久栖息地，完全消散在外层空间。"

我把这些东西寄给了她。而星期六我就接到了她从机场打来的电话，她显得很兴奋："这真是太美妙了，这趟旅程是我一生中最棒的体验。"

如何才能从患者那里得到有效的信息呢？最好的方式，是引出有共鸣性的话题，比如谈你上的大学，他们会开始想起自己的学校；若你谈到密西西比河，我们的德国朋友会想到莱茵河。而我们通常总是把别人的语言翻译成自己的语言，很显然这样的沟通方式是无效的。

故事点评：

在这两个故事中，艾瑞克森示范了有效应对抗拒心态的方法。

当艾瑞克森在最后谈到"引导抗拒"（Directing Resistance）时，他所运用的原则，与他将某种症状"引导"或"安置"在某个地点时如出一辙。在第二个故事中，他让患者坐在某张椅子上，充分体验坐飞机的感受，引导患者"在那张椅子上经历内在的恐惧"，接着再请对方"将恐惧留在那张椅子上"。这个举动暗示着，患者只会在那张椅子上经历此类恐惧，而在椅子外的地方则不会。

至于第一个故事中的这位医师，他早已将自己对催眠的抗拒与艾瑞克森联系到了一起，因此，他不会对其他人加以抗拒，当然，更不会去提防一位全身僵硬的被催眠者。

艾瑞克森的故事：用仙人掌戒酒

通常，如果遇到想解决酗酒问题的患者，我会将他们送往匿名戒酒协会，毕竟戒酒协会在这方面经验丰富，远比我有办法。但某位患者却让我破了例，他对我是这么讲述与酒精的渊源的："无论是我父亲的家族，还是我母亲的家族，全都嗜酒如命。我的父母酗酒，我的岳父岳母酗酒，我的妻子也酗酒，我自己更是 11 次因为酒精中毒而引发了精神错乱，对了，我弟弟也整天离不开酒瓶。我实在讨厌透了与酒为伍的日子，不知你有什么办法吗？"

我问他所从事的职业。

"我在报社工作，但酒精是我做好这份工作的障碍。"

我说："既然你希望我想个办法，我建议你去做一件看起来有点奇怪的事。请你到植物园去看看那些仙人掌，赞美一下那些可以在极度缺水状态下也能活上三年的仙人掌。然后，自己好好反省反省。"

多年后，一位年轻女孩突然来访："艾瑞克森博士，我在 3

岁那年跟随父母搬去了加州。如今我住在凤凰城，这回是特意跑来看看你是何方神圣，到底长什么样子。"

我笑了出来："那你可要看仔细了，不过，是什么理由让你专程跑来看我呢？"

她解释道："自从你让我父亲去了植物园，我的父母就再也没碰过酒了。我父亲离开了报社，去了一家杂志社工作，他说比起杂志，报纸更容易让他酒精中毒。"

看，让人戒酒的奥妙不过如此，只要让对方看看那些缺水三年却依旧活着的仙人掌就行。你或许一向热衷讨论教科书上的各种策略，但今天拥护这个学说，明天又相信那个学派，教科书总是教你该去做这做那。然而，与其跟着教科书照本宣科，不如将重点放到关注患者到底是什么人上，并且，设法用恰当的方式帮其处理问题——他个人独一无二的问题——这才是关键所在。

故事点评：

这则故事，是间接暗示（以象征性的方式提议）的绝妙范本。

艾瑞克森的故事：蝴蝶袖和竹丛

有一年，我在凤凰学院教一群心理治疗师如何催眠。课程从晚上七点上到十点半，学员来自附近的城镇。第一期学员中有位来自旗杆镇，是一名叫作玛莉的治疗师，她30多岁，是心理学博士班的博士候选人。

从第一堂课起，只要我开始上课，玛莉就马上进入到深度催眠状态。她表示自己从没学过催眠，也没有当过被催眠者，连她本人都很惊讶自己为什么会轻易进入催眠状态。

每一次我都会把她叫醒，提示她："保持清醒。"可是没用，只要我一讲课，她就又回到深度催眠状态中去了。我于是用玛莉做了一次催眠示范，以此将她从深度催眠状态中唤醒，并要她讲出一些自己的童年记忆。

玛莉醒过来，说她童年唯一能记得的是蝴蝶袖和竹丛。我问她那些意味着什么，她说不知道。我试了又试，但蝴蝶袖和竹丛依然是她唯一能提供给我的信息。

下次授课时，她又来了，上课时也依然是老样子，我想，既然我不能从她那儿得到什么，那我就来创造一个让玛莉教给我们些什么的情境。

我对玛莉说："我要你进到很深很深的催眠状态。找一些情绪出来，一个你不敢知道意义的情绪，一个没经过知识解读、没受过理智分析的情绪。"我还告诉她，那会是个非常强烈的情绪，而她能将它带出来。

玛莉醒过来，抓着椅子的扶手，呼吸急促，身体僵硬地坐着，汗水从她的下巴和鼻子上不断滴下。我问她："有什么麻烦吗？"她说："我好害怕！"她的脸色非常苍白，身体却动弹不得，只有眼珠能转动。我告诉玛莉："回到催眠状态中去吧，回到那个藏着你这个情绪的深度中去，将理智层面的东西也带出来。"玛莉醒了过来，抹了把脸后说："真高兴那是三十年前的事了。"

她说："那时我家住在山里，山的边上有道深深的峡谷，是个像巨大裂缝般的深谷，我妈妈总是警告我别靠近它。有天早上我忘了妈妈的警告，跑到那深谷的旁边玩耍，我看到了一根铁管横跨过了它。那铁管直径将近四十厘米，我顿时把妈妈的警告全丢在脑后，心想如果自己手脚并用地顺着铁管爬过去，一定会很好玩。

"我真的这么做了，感觉差不多要到了的时候，我抬头看了一眼，想知道距离另一端还有多远。但与此同时，我也看到了峡谷有多深。那可真是太可怕了，我顿时吓呆了，僵在原地半个小时，思考着如何摆脱险境。最后，我想到个法子，我眼睛死死地盯着铁管，非常小心地慢慢往后退，好不容易脚碰到了地面，我马上转身就跑，躲到了竹丛中，在那里待了好久好久。"

我问："玛莉，故事的其他部分呢？"

她说："这就是全部了，没有其他了。"

我想了想："那就下次上课时，再告诉我续集吧。"

下一堂课，玛莉一见到我就涨红了脸。她说："我得告诉你件丢人的事。我上次下课回旗杆镇时，已经过了凌晨一点，我回到家叫醒了妈妈，告诉她我当年是怎么爬上那铁管想跨越峡谷的。结果她说：'我可不想为你三十年前做的事打你屁股。'可是当我试着入睡时，屁股痛了一整晚，到现在还是。你看，我这么想被打，我妈妈却不打我，我倒真希望她能打我一顿。"

我问："玛莉，还有什么吗？"

玛莉说："没了。这刺痛的屁股就已经足够了。"

我则说："下堂课，你还会再带来新的续集。"

下堂课玛莉来了，玛莉向我宣布："我的屁股不疼了，这就是全部续集了。"

我说："不，玛莉，这故事还有另一个部分。看来我要问你一个问题，你才会说出来。"

玛莉很警惕："你要问我什么？"

我说："很简单，你是怎么跟你妈妈解释你没准时回家吃午饭的？"

玛莉回答道："我的确错过了午饭时间，我跟妈妈说，我被一群土匪逮住了，他们把我锁在一个有巨大木门的洞穴里，我花了好几个小时，才用双手把门撬开。不过我在说这些时，忽

然发现自己手上没有血迹，于是我把手藏在了桌子底下。我很
希望妈妈会相信这个故事，但看起来，她只是被我的故事逗笑
了一下而已。"

我又问她："还有什么吗？"

玛莉坚决地说："没了，就这些了。"

我依然坚持道："那就下堂课再把续集带来。"

下堂课时，玛莉坚称自己回去后想了又想，绝对没有其他
的情节了。

我不以为然："玛莉，告诉我，你回家时是从前门还是后门
进去的？"

玛莉瞬间红了脸："我是从后门进去的，蹑手蹑脚，而且很
有罪恶感。"然后她突然挺直了身体，对我说："现在，我知道
其他的事情是什么了。就在我想要爬过峡谷不久，我妈妈因为
心脏病发作被送到了医院，病床四周围了一扇有竹子图案的屏
风。我坐在那里，看着妈妈躺在床上，我知道是因为我想爬过
峡谷，才害得妈妈心脏病发作的，我愧疚不已，内心有了非常
严重的罪恶感。我怀疑那就是我选修心理学博士班的原因——
想追寻这被深深压抑的记忆。"

我说："还有别的吗，玛莉？"

玛莉大声说："没了。"

又到了上课的时候，玛莉又来找我："艾瑞克森医生，我上
次下课回到旗杆镇后，又把妈妈叫醒了，我告诉了她一切，包
括我心中的罪恶感，和我为之想要攻读博士的事。我妈妈说：

'玛莉，当你还是小女孩时，我经常帮你拍照。现在，我们不如去阁楼把放相片的纸箱找出来。'"

然后，玛莉递给我一张相片，是小时候的玛莉穿着蝴蝶袖的洋装站在竹丛边。

玛莉把那张相片送给了我，说道："我修心理学，花了好大力气想挖掘那些记忆。但其实，我对心理学没有兴趣，我已经结婚了，和丈夫的感情非常好，我的孩子健康快乐，家庭幸福。我不需要什么博士学位。"

故事点评：

当患者的记忆被压抑得很深时，并不表示他们不能重新取得这些记忆。有时候，挖掘这些被压抑记忆的最好方法，就是将他们带出情绪、理智和动作的部分。因为只有情绪并不能说出故事，只有理智却又不可能讲好故事。

玛莉已经被那压抑的情绪支配了三十年，因此，在做心理治疗时，不能企图一次挖光所有的东西，当情绪被深深压抑时，先挖掘出安全的部分。一点点循序渐进，才能看见事情的全貌。

艾瑞克森的故事：竞争

有一位来自费城的患者让我尤其印象深刻。他来求诊时，是由一位医师陪着来的，我与他一见面，就知道遇到了前所未见的好强之人。他会在任何事上与人一较高低，背后的原因除了他从事的行业确实竞争激烈外，也因为他本身是个喜欢争强好胜的人。

我开门见山地对他说："我知道你深受头痛之苦，日复一日，可怕的偏头痛让你忍无可忍，这样的苦日子你已经熬了九年，为了治好头痛，连续三年来，你每天都接受这位医师的治疗，但情况一直没有好转。他带你来找我，希望我有办法帮你解决这个问题。但我并不准备这么做，我只希望你能先将双手平放在膝盖上，关注你的双手，看哪一只手会先抬起来碰自己的脸。"

从那一刻起，他的双手陷入了匪夷所思的激烈竞争，足足用了半个小时才分出胜负。

当他的一只手终于碰到了自己的脸后，我说："在你两只手互相较劲的时候，你让你的肌肉更紧张了。"他其实并不喜欢体验这种内部的张力。我接着告诉他："现在，如果你想继续头痛的毛病，何不干脆从肩部与颈部肌肉间的竞争中解脱出来，试着单纯地享受头痛呢？我真的不认为在你心里，头痛问题比肩颈间的较量更重要。不如让我教你怎么利用双手间的竞赛和休息，来体会肌肉的松弛感，这应该才是问题的关键。"

于是我给他上了一节课，让他亲身体验到什么是肌肉的紧张与放松。自从那次体验之后，他再也不用被头痛所困了，而这件事距离今天至少已经六年以上了。

故事点评：

在这个故事里，艾瑞克森充分阐明了"根据患者本身的价值体系进行治疗"的原则。他看见了患者的竞争倾向，然后利用患者的竞争倾向指出其问题所在，接下来，他将这种竞争引向了具有建设性的用途。当然，这位患者原本针对艾瑞克森的好胜心，也在这个过程中被巧妙转化成个人内在的张力。自此以后，他对于催眠或艾瑞克森提出的各项治疗方案都没有了任何抗拒。

艾瑞克森的故事：摆脱性冷淡

有位女士不得已走上了离婚之路，因为她在性方面一直冷淡麻木，她的丈夫苦闷不已，最终忍无可忍与她离了婚。

离婚后，她交过好几位男朋友，在向我求助的时候，她正与一位分居但未离婚的男人在一起生活——一种见不得光的生活。他找她来当情妇，但是在他心目中，自己的儿女永远是最重要的，妻子其次，情妇则排在最后。而同时，即使她已经做了情妇，依然对性毫无感觉。

这位男人十分富有，为了讨她欢心送了许多礼物，她对礼物爱不释手，却对男人挤不出丝毫激情，她坦诚道："我就是没办法产生感觉，对我而言，性生活就是机械地例行公事。"

在催眠状态中，我向她解说了男性是如何学会辨识阴茎的不同反应的——松弛疲软、四分之一勃起、半勃起以及充分勃起等不同状态，以及高潮时刻与激情褪去后阴茎的感觉又会如何。除此之外，我还对她详细描述了男孩梦遗的情形。

接着我说道："每个男性所继承的基因里，都有一半来自女性。因此，凡是男性可以做到的事，女性也丝毫不会逊色。只要你愿意，你可以在任何时间、任何情况下出现梦遗反应。当你在白天看见一位英俊性感的男士时，为何不让自己有些反应？对方并不知道你的秘密，你自己却可以充分感受秘密的快感。"

她回答："这想法倒是很有趣。"

我注意到，她突然变得异常沉静，整张脸都泛起了红晕。

她告诉我："艾瑞克森博士，你刚才让我经历了这辈子第一次性高潮。非常感谢你。"

那之后，我陆续接到了她的几封来信。信中提到，她已经和那位脚踩两只船的男人分了手，目前正与一位和她年龄相仿且想结婚的男人在一起，两人的性爱无比美妙，每回鱼水之欢中，她总能享受到一两次甚至更多的性高潮。

所有男性都会经历梦遗，这是性发展的必经过程。人总要先学会用手自慰，之后为了走向成熟，必须要在不使用双手的情况下进行性活动，于是，潜意识会在梦中为男性提供各种性对象。

我为何要向她描述男性而非女性的自慰呢？因为当我谈论男性时，不会牵扯到她的处境，她因此能够客观地了解事实真相。当她有所了解后，我再接着表示："女性也可以梦遗，每个男性所继承的基因里，都有一半来自女性。"

故事点评：

艾瑞克森竟然提出了与话题毫不相关的信息："每个男性所继承的基因血统一半来自女性。"他的用意无非是告诉这位求诊的女士，可以从他描述男性的性体验中加以学习。

艾瑞克森注意到，不仅这位女士的性冷淡因此得到治愈，她的生活也连带着受到了影响——从她转而选择更合适的伴侣便能看出来。催眠的功效看来并不仅限于"治疗症状"而已。这个故事可以说是另一个使用间接暗示得到治愈的最佳例证。

艾瑞克森的故事：假装进入催眠状态

　　设法将多莉引入催眠状态，实在是个不容易的苦差事。她就是无法深入催眠状态，于是我建议她可以"一步步学着走入神思恍惚的境界"。

　　我接着告诉她在阿布科格一位接受催眠的实验者的经历。

　　当时，一位教授企图在这位受试对象身上进行催眠实验，却始终无法成功。他转而向我求救："我们再三尝试引她进入催眠状态，但她就是无法被催眠。"

　　于是我设法让这位受试者相信，她终将进入神思恍惚的境地。我请她睁开眼睛，仅仅限于注视我的手。我告诉她，她的视野将逐渐关闭，直到仅限于看见我的手为止。然而，除了视觉之外，她仍将保有其他四种知觉领域。不久之后，她即确信自己只能见到我的手，而丝毫看不见桌子、我或是椅子的存在。随后，我命她从此意境中抽身，并设法进入轻度的恍惚状态；接下来，则请她不断尝试进入深度催眠状态。她依言一再模拟深度催眠状态，直到真正进入其中。

多莉凝神静听我的故事，随之逐步模拟深度出神状态，也成功了。

故事点评：

有时候，某些听艾瑞克森口述这些故事的听众，竟然也会当场进入深度催眠状态。这些语句的效果，往往堪比催眠过程中所使用的暗示指令。

对于那些难以进入催眠状态的患者，假装进入催眠状态的效果，与"确实"进入催眠状态基本相同，当事人能自行模拟轻度或深度的催眠。在前文中，艾瑞克森就描述了深度催眠的几种现象，比如"否定式幻觉"（Negative Hallucinations）。

艾瑞克森的故事：假装从催眠中醒来

有一回，我在旧金山示范催眠，我催眠了一位牙医的助理，之后我叫她醒来，她也展现出了清醒的模样，旁人都以为她已经醒过来了。可事实上，在接下来两个星期中，她日夜依然处在催眠状态下。

后来我又去了一趟旧金山，再度遇见她时，她已经真正清醒了。于是我问她："上次我叫醒你的时候，你并没有醒过来，我想知道你为什么要留在催眠状态下？"

　　她回道："过去一段时间，我和老板产生了感情，但他的太太拒绝离婚，我认为他既然想跟我在一起，就应该离婚，要不然，就应该忠于他的妻子。我留在催眠状态下，是因为我知道只有在催眠时我才能将自己真正的感受告诉他。但我的老板先跑来找我，他的太太已经主动提出了离婚，并且开出了条件，那一刻我知道，自己可以从催眠中醒来了。现在我们结婚了，他的太太很开心，我很开心，我的先生也很开心。"

　　还有一回，我在洛杉矶也催眠了两位牙医的助理，我注意到，他们也没有在我叫他们清醒的时候脱离催眠，可是在其他人看来，他们已经清醒了。两周后我又去洛杉矶演讲，这两位助理也在场，我私下问他们："你们为什么在催眠中待了足足两个星期？"他们说："我们想做个实验，想知道我们能不能在催眠状态下工作，如果你认为两个星期的时间已经足够了，我们现在就清醒过来。"

故事点评：

　　任何被催眠的对象，都可以像清醒时一样工作与生活，很多事情可能反而做得更好，因为在催眠状态中，让自己分心的事情会比较少。

艾瑞克森的故事：你听见了吗？

在某次催眠研讨会中，一位女士自愿做催眠的对象。她表示，过去有很多人企图将她引入催眠状态，费尽了功夫，那些催眠暗示却对她起不了任何作用。

我询问了她个人的资料，她是法国人，最喜欢法国食物，并且向我大力推荐新奥尔良市内她最中意的法国餐馆。她还告诉我，她无比热爱音乐，随即我们谈起了音乐。

聊天中途，我假装正在凝神聆听某种声音，她发现后也转过头去听。我发现她习惯使用左耳，我于是遮住了自己的右耳。

然后我问她："你也听到了吗？声音很微弱模糊，对不对？不知道那个管弦乐团离这儿有多远？音乐似乎愈来愈近了。"

不一会儿，她就忍不住随着音乐打起拍子来。

我继续追问："管弦乐团中到底有一位还是两位提琴手？"她肯定地说有两位，并且辨认出了萨克斯风的声音，我们就此享受了一段美好的音乐之旅。

我并不知道管弦乐团是否已奏完了那首曲子，或者他们又重新开始演奏起了另一类音乐，但显而易见，她听见了所有令她心情愉悦的曲调。

当人们专注于某种现象时，往往最容易进入最佳催眠状态。就好像当你听口吃者说话时，会不由自主地替他补充语句，你会自行填词，以帮助他摆脱困境。

故事点评：

艾瑞克森运用了听觉暗示法，这远比一般的暗示法更巧妙高级，一般的催眠师多半只会直接指示"你会听到……"而已。这个故事里，艾瑞克森再次强调人类渴望协助他人的原始天性，当他表现得似乎听不清管弦乐团的演奏时，他的患者立即伸出援手，和他一起细心聆听。

艾瑞克森的故事：皮肤与心理

一位女医生打来电话询问："我儿子正在哈佛大学读书，他的粉刺泛滥得不成样子，你能否用催眠解决这个问题呢？"

我表示："当然可以。但你不必非带他来见我，你打算怎么过今年的圣诞节呢？"

她回答："我多半会去太阳谷滑雪。"

我说道："这回圣诞假期，你邀你的儿子一起去滑雪。到时候，请你租个小木屋，并且搬走室内所有的镜子，你们甚至可以一日三餐都在小木屋中解决。还有，你一定要藏好你手提包里的小化妆镜。"

圣诞节时，这对母子真的一起去滑雪了。儿子在两个星期不照镜子的情况下，脸上的粉刺全部消失了。由此可见，粉刺可通过移走镜子而获得治愈，脸部的湿疹多半也能如法炮制。

还曾有长满疣的女士向我求助，她的脸上和双手遍布着疣的痕迹，她希望我能用催眠彻底消除这些丑陋的疣。稍有医学常识的人，就会知道疣是病毒引起的，而且会随着血压的改变而变化。

我告诉这位女士，她每天必须定时按照既定步骤泡脚——先用冰加以浸泡，接着泡热水，最后再使用冷水。按照这个步骤，每天必须泡上三回，直到她情愿付出任何代价也不想再这么泡脚为止。一旦她的疣完全消失后，就可以忘记泡脚这回事了。

每天在无数大事小情中抽出时间泡三次脚，并且还必须遵循如此复杂的程序，她心中的厌烦不言而喻。

三年后，这位女士带她的儿子来找我接受诊疗，我趁机问起她疣的状况是否已经好转，她竟然一脸疑惑地问我："什么疣？"

我解释道："大约三年前，你曾因为脸上和手上的疣来找过我。"

她回答："你一定认错人了。"

她的丈夫告诉我，她当初的确遵从我的指示，每日泡脚，坚持了数月之久。渐渐地，她对这件事越来越烦，终于不再记得按时泡脚，而至于疣带来的烦恼，也连带着被抛到九霄云外去了。她身上的疣因为血液大量流向脚部而失去了营养支持，在她不经意中自行消失了，那之后她再也没有被此困扰过。

故事点评：

通过这个故事，艾瑞克森充分说明了 15 世纪著名的医生帕拉塞尔苏斯（Paracelsus）阐述的格言："人想象自己将成为何等模样，就真的会变成那般模样，每个人都是自己想象中的人物。"事实证明，许多生理方面的反应确实与心理密切相关，虽说这些影响会波及五脏六腑，但皮肤上的反应最为直接明显。例如，每当我们想到令人发窘的情境时，总会不由自主地面红耳赤；又或者，当我们产生性幻想时，性器官往往有所反应。一般说来，当人认定自己深具价值时，必定昂首阔步，举止果断又自信，就连他的骨架结构、肌肉状态与面部表情，都会与那些"想象"或认定自己一文不值的人有着天差地别。

艾瑞克森的故事：自我催眠

一位患者这样告诉我："我非常神经质，而且没办法和任何人说出心中的苦恼。我通过朋友知道了你的专业能力，但我依然无法鼓起勇气向你述说自己的困扰。在这种情况下，不知道你还愿不愿意做我的心理治疗师。"

我回答："只要我可以帮得上忙，有什么不可以呢？"

她接着说道："那我打算这么办。每天晚上十一点左右，我会开车过来，停在你的专属车道上，然后想象你坐在我车上听我讲述症结所在。"

她一共只支付了两次咨询的费用。我不知道到底有多少个晚上，她曾经把车停在我的专属车道里，诉说自己的问题直到凌晨。她只支付了两次的咨询费用，却最终摆脱了困境。事后她告诉我："我的问题终于解决了，现在，如果你愿意的话，我可以充当你实验性诊疗的对象。"后来，林·库珀（Linn Cooper）和我开始对她进行时间错置的催眠实验，林·库珀与我对这次实验的过程非常满意，我们获得了价值非凡的信息，我猜她一定也获得了心中所渴望的一切。

故事点评：

以上故事，充分体现了艾瑞克森一贯坚持的治疗原则："患者本人，才是真正进行心理治疗的人。"文中的患者邀请艾瑞克森做她的心理治疗师，证明她显然无法在没有心理治疗师的情况下进行自我治疗。但从另一个角度说，这种需要心理治疗师或其他人加以陪伴（即使是想象中的陪伴）的渴望，足以印证马丁·布伯的那条理论："只有在与他人的关系中，我们才可能获得满足，实现茁壮的成长。"

艾瑞克森的故事：直肠检测

　　当我的女儿克莉丝汀还在医学院就读时，曾阅读过恩斯特·琼斯与我合写的一篇有关双重约束（Double Binds）的研究论文。她跑来向我们表示："那正是我一向采取的措施。"

　　琼斯问她："你一向采取什么措施？"

　　她回答："所有的患者都有权拒绝实习生进行直肠、脱肠以及阴道方面的检测，其他的女学生全都铩羽而归，没有机会进行这类检测，可我却对我所负责的所有患者都进行过阴道、直肠与脱肠方面的检测，没有任何一个人拒绝我。"

　　我问她是怎么做到的。

　　她回答道："每次我将要开始这些检测时，会面露微笑，并且以充满同情的语气告诉对方：'我一会儿会凝视你的眼睛，窥探你的耳朵，往上探探你的鼻子，再往下挖挖你的喉咙，我知道你很受不了这些。除此之外，我还会不时地戳戳你这里，捶捶你那里，你肯定已经烦透了。现在呢，我只要做完直肠与脱肠方面的检测，你就可以和我挥手告别了。'"

　　于是，这些患者都耐着性子等着与她告别。

故事点评：

这个精彩故事充分说明了什么是"双重约束"。早已不耐烦的患者为了克莉丝汀早些放过自己，不得不允许她进行一系列检测工作。只不过，克莉丝汀实施约束的第一步，却是站在病患的立场，深度看见他们的需求，并率先说出他们的厌烦情绪。

当我初次听到这个故事时，其中所蕴含的间接暗示深深触动了我的内心，让我几乎要对艾瑞克森说："请放手去做，进行直肠检测吧！"换句话说，我感到他通过故事在发出询问，问我是否同意让他进一步深入我的潜意识领域。我很快就记起了自己儿时的灌肠经历，而且我发现，当患者感到自己被挖掘出深藏的感受与记忆时，他们多半会梦见或幻想到有关灌肠、直肠检测方面的事情。就某些人来说，如果精神专注在阴道与直肠的检测工作，会容易引发性感受与性经验方面的联想。

克服习以为常的极限

My Voice Will Go With You

———

第五章

在本章中，艾瑞克森阐述了克服极限的两项重要因素。其一，是构建不受局限的心智系统。其二，是着眼于工作本身，而非个人的极限。就拿打高尔夫球来说，要把每一洞都视为第一洞，换句话说，当人们将精神集中在每一次挥杆时，整体状况——目前已经到了第几洞，之前的得分情况如何，以及其他细节事项——都早已被抛诸脑后，人们不会再考虑自己的极限，而是会等到整场球赛结束后再全盘统计。

如果你渴望变得更有创造性，那就可以在"发散思维"上下功夫，而不用专注于人们常用的"集合思维"。集合思维会将不同的故事或不同的主题归纳成一个故事或一个主题，这种模式会让人拘束，难有挥洒才能的空间。发散思维却正相反，单一的想法可以延伸到不同的方向，就像成长中的大树，枝叶会延伸向四面八方。

艾瑞克森的故事：石头的遐想

我有些石头，它们早在两亿年前就已经被磨得晶莹透亮了，我的孙子在 15 岁时见到了这些石头，他相当好奇："这些石头在两亿年前就已经这样了，那肯定不是人工做的。这应该也不是被海水冲刷成这样的，我从小在岛屿长大，见了太多由海水冲刷出来的石头。我的住处离火山不远，所以知道它们也不会是火山石，但一定来自两亿年前，而且远远超乎我的意料。我不能再朝着沙、水、冰、人工这些方向思考了，只有这样才有可能解开这个谜团。"

故事点评：

艾瑞克森向孙子展示的石头，是来自恐龙砂囊胃中的产物，这些石头在恐龙消化食物的过程中被磨得晶亮。他的孙子确实很聪明，知道自己必须在沙、水、冰和人工以外的领域找出石头的门道，必须超越习惯的思维方式来解决这个难题。艾瑞克森说出这个故事，就是为了鼓励人们设法超越自己一贯的思维模式。

艾瑞克森的故事：如何去另一个房间

我曾询问过我的一位学生："你会怎么从这个房间到那个房间呢？"

他回答："首先，我得站起身来。然后，迈步向前……"

我立即打断他的话："列出你从这个房间到那个房间的所有方式。"

他回答："可以用跑或用走的方式；也可以用双脚跳、单脚跳，甚至用翻跟头的方式。可以从这扇门出去，离开整幢房子，再从另一扇门回来，走入另一个房间。又或者，可以翻窗户……"

我再次打断他："你遗漏了非常重要的一部分。如果是我，会这么说：'如果我要从这个房间到那个房间，我会从这扇门走出去，搭出租车到机场，买张机票飞往芝加哥、纽约、伦敦、罗马、雅典、檀香山、旧金山、芝加哥、达拉斯，然后返回凤凰城，再乘坐加长型的豪华轿车回到后院，并由后门回到室内，走入那个房间。'你刚刚指出的，全是向前行进的方式，但你从没想过以倒退的方式达成目的，是不是？还有，你也完全没有想到可以爬进去。"

那位学生听到后，忍不住又加了句："或者可以靠我的肚子滑进去。"

我们总是严重限制了自己的思维。

艾瑞克森的故事：推铅球金牌得主

唐纳·劳伦斯已经练了一年的铅球，他身高有两米多，体重将近120公斤，全身没有一丁点的赘肉，是推铅球的好苗子。教练一心一意训练他，希望他能打破全国高中生的铅球纪录。但令人气馁的是，距离比赛只剩两个星期的时候，唐纳最多只能将铅球推到 19.14 米远，离刷新纪录还有好长一段距离呢。

他的父亲很是发愁，于是带唐纳来见我。我引导唐纳进入催眠状态，引导他悬浮起手臂，感受上面的每一块肌肉，然后我问他知不知道用滑雪去走一公里的路，只需要四分钟，而罗杰·班尼斯特却打破了这个纪录。我问唐纳，知不知道班尼斯特是如何完成这一壮举的。

我告诉他："班尼斯特意识到四分钟也可以被视为两百四十秒，只要他能滑出两百三十九又五分之一秒的成绩，就足以打破四分钟一公里的纪录。"

我接着转回话题："唐纳，你推铅球目前已达到了 19.14 米，请你诚实地告诉我，你能分辨出 19.14 米与 19.15 米之间的差别吗？"

他回答："当然不可能。"

我再次追问："19.14 米与 19.17 米呢？"

他表示："也不可能。"

我逐渐增加着距离，一直问到 19.14 米与 19.47 米之间的差距，他依旧无法说出两者之间的分别。之后，我又对他进行了两次治疗，其间我继续缓慢地延展着推铅球距离的可能性，两周后，他刷新了全国高中的铅球纪录。

那年暑假，他再次来找我："我就要参加奥运会了，我需要一些忠告。"

我建议道："奥运纪录可不止 20.46 米，不过，你还只是个 18 岁的孩子，拿个铜牌回家就行了，可别夺金牌或银牌，否则，你将来只好和自己拼成绩了。"后来，唐纳果真获得了铜牌。

下一届奥运会举行前，唐纳第三次来找我："我又要去参赛了。"

我对他说："唐纳，如今你已经比上次比赛时大了四岁，到了可以拿金牌的时候了。"于是，他真的拿到了金牌。

第三次参加奥运会前，唐纳又来了："我在东京会有什么样的表现呢？"

我回答："运动的成绩，需要耗费精力认真酝酿，才能开花结果。你再去拿枚金牌吧！"

他果真再次获得了金牌，然后进入大学攻读牙科医学。上学期间，他发现自己有两项竞赛的参赛资格，于是抱着跃跃欲试的心态来见我："大学竞赛就要开始了，我该怎么表现？"

我回答："唐纳，人们总是习惯于自我设限。这么多年，奥运会的铅球选手一直将自己的能力限制在 20.46 米以下，坦白说，我并不清楚铅球到底可以推多远，但我确信一定可以推得比 20.46 米更远，我甚至怀疑推到 23.1 米也不是不可能。你为什么不试着刷新纪录，推出个在 20.46 米与 23.1 米之间的纪录呢？"他成功了。

又一场比赛前，他又前来造访："现在我该怎么办？"

我说道："唐纳，你已推出了 21.45 米的距离，可见之前 20.46 米的奥运纪录不是运动选手的极限，对你不过是小试身手而已。下回比赛中你可以再尝试一把，看是不是能推到23.1米的距离。"

唐纳拍手同意："就这么办。"之后，他推出了22.77米的距离。

我将和唐纳·劳伦斯的谈话说给了一位得州的教练听，这位教练听得非常专注。然后他告诉我："我目前正在训练麦斯特森推铅球。"

这位教练将我训练唐纳·劳伦斯的过程告诉了麦斯特森，麦斯特森说道："如果这就是艾瑞克森训练唐纳·劳伦斯的方式，我也来学一学，看自己能超越唐纳·劳伦斯多少。"

于是，他创出了23.1米的新纪录。

你打过高尔夫球吗？打高尔夫球时，想在第一洞与第二洞时打出标准杆数并不难，但是到了第三洞，你还能维持这样的水准吗？不妨将每一洞都想象成第一洞，专注精力去击球，而把计算洞数这样的事留给球童就好了。

之前，有位高尔夫选手来找我求教："我在练习时一直都可以打出七十出头的杆数，目前，我想获得亚利桑那州业余公开赛的冠军，但郁闷的是，每回正式参赛时我的表现总是不理想，通常只能打出九十多杆的烂成绩。"

我引导他进入催眠状态，趁机暗示他："比赛中，你将只会专注心神打第一洞，你唯一记得的事，就是不断地打第一洞。此外，高尔夫球场就只有你一个人。"

他参加了州际锦标赛，当他打完十八洞后，继续朝着另一洞走去，人们及时拦住了他："你已打完十八洞了。"他回答：
"不对，我才刚打完第一洞而已。"接着，他看着周围感到无比
惊讶："这些人是从哪儿冒出来的？"

故事点评：

　　艾瑞克森在进行暗示时，总是利用众所周知的事情。"唐
纳，如今你已经比上次比赛时大了四岁，到了可以拿金牌的时
候了。"这番话前半段陈述的是事实，后半段所说的则是一种
可能性。艾瑞克森刻意将它们放在一起，让两者地位相同，增
强后半段的说服力。当艾瑞克森暗示唐纳争取铜牌时，唐纳果
真做到了，这展示出唐纳具有超凡的自我控制力，这是一种定
点的控制力。如此自我控制的能力，远比获取金牌更加难能可
贵。四年之后，当艾瑞克森暗示唐纳摘下金牌时，成果其实早
在预料之中了，唐纳先前的自我控制，足以确保他能稳居冠军
宝座。

　　故事中所描述的唐纳·劳伦斯确有其人，只不过出于保护
隐私的考虑，将当事人的名字与一些细节做了修改。从治疗一
开始，艾瑞克森就提醒了唐纳一个众所周知的事实：罗杰·班
尼斯特打破了四分钟一公里的滑雪纪录。班尼斯特是如何办到
的呢？是因为他改变了原有的思维模式，将四分钟改为了两
百四十秒，这样一来，挑战就变成了以秒计算，而非以分钟计
算，应付起来自然更得心应手。艾瑞克森的策略，便是引导唐

纳以不同以往的方式进行思考，一旦思考的方式有所改变，唐纳便会如同班尼斯特那样，足以克服局限心理，超越个人的极限。而在启发唐纳时，艾瑞克森还故意将改变由小及大，先将差距界定在 19.14 米和 19.15 米之间，然后再逐渐递增改变的幅度。

　　每一项难题都自有源头，也都会有解决之道。艾瑞克森认为，如果人们把焦点集中于改变未来，而不为过去的事伤神，那么，三分之二的问题都将迎刃而解。可以说，催眠中深度看见的目的，并不是挖掘过去，而是活在当下并放眼未来。因此，在高尔夫球赛中，如果把每一洞都当成第一洞去打，自然就不必背负来自先前表现的压力。你既往不咎，就必有能力改变未来，而未来，是唯一的希望所在。

　　这两个故事让我受益良多，它们使我知道了应该如何启发患者：解决之道，在于扩展个人的能力与极限。

艾瑞克森的故事：训练射击队

　　陆军射击队的教练来找我，问我能否帮忙训练他的队伍在国际比赛中获胜。

　　我坦言道："我只在十几岁时打过两回来复枪，此外，我还知道枪口与枪托的区别——这就是我对枪械全部的认识了。不过，我身为医生却对人体很熟悉，所以，我愿意训练你的队伍。"

军队司令官听说一介平民要来训练射击队，感到非常震怒，于是为了刁难我，故意将两名成绩最差的射击手放进队伍，以他俩的成绩，原本没资格代表国家队出战。

我对射击比赛唯一的认识，就是在比赛过程中每个选手必须连续射击 40 次，于是，我告诉队员们的第一个重点就是："我知道第一枪命中靶心并不难，问题是，你可以重复命中两次吗？在 10 次连续命中靶心后，你可以命中第 11 次吗？第 39 次呢？第 40 次呢？"

然后，我将一个处于催眠状态中的人叫到这些射击手面前，我告诉这位被催眠的人："当你醒来后，有人将请你抽烟，你的烟瘾立即被勾了起来，很高兴地接受了这根烟。你抽上两口，然后心不在焉地丢弃了它，接着，再伸手接下第二根烟，完全不记得你已抽过第一根烟了。"就这样，他连续接受了 169 根香烟！

由此，在场的每位射击手都知道了一件事：自己同样也有遗忘的本事。如果那个人能忘了自己抽过 169 根烟，他们也一定能忘了自己进行过多少次射击。

我接着告诉他们："现在，让脚跟舒适地接触地面，然后确定脚踝、小腿、膝盖、臀部、关节、躯干与左手臂乃至全身都感到轻松舒服。你的手指扣扳机之前，来复枪托要抵上你的肩膀，接下来，你可以开始上下移动来复枪的准星瞄准目标。当你认为时机恰当的一刹那，请立即扣下扳机。"

这些射击手在比赛中大获全胜，之前被司令官硬塞进来的那两位队员，也同样表现优异。

故事点评：

这个故事指出了专注于任务本身的重要性。为了达成目的，人们不仅必须忘记过往的成果，还必须将精力专注在当下身体的感受上。

艾瑞克森的故事：彩色信号

一位患者来见我时，显得十分无奈："我住在凤凰城已经15年了，我憎恨这15年来的每一刻。我的丈夫提议去旗杆镇度假，虽然我恨死了凤凰城这鬼地方，但也不想去旗杆镇，我情愿待在这里，同时却又憎恨在这里所过的日子。"

当她身处催眠状态中时，我告诉她，她将对憎恨的凤凰城十分好奇，她会开始质疑自己为什么这样虐待自己，而这个疑问十分重要。

"此外，还有件对你非常重要的事，会非常、非常吸引你的注意力。如果你去旗杆镇度假一周，会在意想不到的情况下，看见一个一闪而过的彩色信号。"我相信，只要她对自己憎恨凤凰城这件事感到好奇，便也会渴望知道旗杆镇里的彩色信号到底是什么。

原本，她只计划去旗杆镇度假一周，结果足足待了一个月。我并不知道她见到了什么样的彩色信号，我只希望，她能时刻怀揣着好奇心。事后她告诉我，当她真的见到一个彩色信号时，整个人欣喜若狂，所以决定在旗杆镇停留一个月，而那个让她兴奋的彩色信号，是一只红头啄木鸟掠过绿乔树的身影。如今，这位女士已经习惯了到旗杆镇去避暑，她还乐于去其他城市甚至国家寻找当地的彩色信号。因为寻找彩色信号，你必然会见识到许多平常被忽略的事物，我要她追寻彩色信号，相信她也必将会用不断发现某些事物来印证我的话。

故事点评：

克服习以为常的极限，是艾瑞克森常用的方式，他语句中的各项暗示层出不穷。通常，当艾瑞克森刻意强调某个字眼时，会稍加停顿，有时甚至长到三四分钟之久，好让对方有机会进行消化理解。在这个故事中，他同时加入了一些后催眠暗示，这些后催眠暗示很可能在一周以后引发某种梦境。

故事中的女患者，最初是以身体觉察的方式表达出她情愿待在凤凰城，却又同时憎恨在凤凰城的时光。艾瑞克森则利用她的好奇心为媒介，将她的表达系统转向视觉。让她由憎恨转为好奇，从而大幅削弱内心的恨意——她深度看见了她自己。

接着，艾瑞克森又将她的好奇转移到视觉所能捕捉到的事物。

　　艾瑞克森是色盲，虽然他自己无法欣赏色彩的千变万化，但他依旧毫无顾忌地运用有关色彩方面的暗示，正如他总是利用音乐与诗歌进行暗示一样，他不但是个音痴，而且完全缺乏节奏感。即便如此，艾瑞克森深信这些他能力范围外的领域，其他人必然会懂得欣赏。杰佛瑞·萨德就曾指出：当艾瑞克森协助患者超越了他自身无法跨越的极限时，等于鼓励患者"将他弃置在受辱的情境中"，此外，如果患者正是那种喜欢"占上风"的人，艾瑞克森的缺陷将让这类患者更有"占上风"的感觉——自己竟然可以拥有艾瑞克森无法获得的东西。

艾瑞克森的故事：走在冰面上

　　我曾在底特律的军营中工作，一天，当我走向军营时，看见一位一条腿装着假肢的退伍老兵，他正不安地望着面前一片像镜子般光滑的冰面，他不敢迈步，因为他知道自己如果就这么走上去，很可能会摔个四脚朝天。

　　"这冰非常滑。"我告诉他，"请先留在原地，我这就过来教你怎么走过这片冰。"

　　他看到我跛着脚走路，知道我肯定会有可靠实用的办法，当他看着我若无其事地走过光滑的冰面，就忍不住问我："你是怎么做到的？"

　　我回答道："我不会告诉你，但我会亲自指导你怎么做。现在，请你闭上双眼。"然后，我要求他转过身，和他一起走过没有冰覆盖的人行道，来来回回，一圈又一圈，直到他露出大惑不解的神情。最后，我领着他安然走过了那片冰面。

　　我告诉他："请睁开双眼。"

　　他简直不敢相信眼前的景象："那片冰到哪儿去了？"

　　我回答："在你身后。"

　　他惊讶万分："我是怎么走过来的？"

　　我解释道："你就像走在水泥地上一样，轻松地走过了那片冰面。当你想要在冰上走路时，多半会不由自主地绷紧肌肉，就像随时准备摔一跤似的。因为你早就认定自己会摔倒，所以你真的就会摔上一跤。但如果你将重心放在脚上，就像走在干硬的水泥地上那么走，就绝对不会滑倒。让你摔倒的原因是你的重心，你需要将它放在双脚上，而不是提心吊胆地绷紧全身的肌肉。"

　　我花了很久，才发现这个道理。如果你在上楼时总以一只脚为重心，你肯定会走得一高一低，如果你这样子下楼，八成逃不过跌断腿的厄运。这些都是你为自己预设的陷阱，只不过你毫无察觉。

故事点评：

在这个故事里，艾瑞克森示范了应该如何帮助别人脱离既定的心智状态。首先，他想办法让对方产生疑惑；其次，他趁着当事人疑惑最重之际，引导当事人克服障碍，获得成功的体验。就这个故事而言，成功的体验发生在当事人不再做出紧张的反应的时候，这时，旧有的心智模式已经被新的认知所取代，当事人相信自己有能力走过平滑的冰面，开始以全新的态度迎接新的"滑冰"情境。

这里面最重要的一点，莫过于避免使用惯常的认知与观点。为了达到这个目的，艾瑞克森请戴假肢的老兵闭上了双眼，一旦当事人无法看见眼前的情境，反而能无所畏惧地完成任务。而看见危险则会使他的身体产生知觉方面的反应，让他采取错误的应对。

艾瑞克森常会询问大家："如果我在地上放一块30厘米宽、15米长的木板，你们走在上面，会有任何困难吗？"答案当然是否定的。他又接着问："如果我把相同的一块木板架在两栋高楼之间，每栋楼都高50层，你们的反应又会怎样？"当视觉与身体知觉连通起来，绝大多数的人都会丧失安全感。而想要完成这项挑战，你绝不能运用自身早已具备的信息——也就是你的视觉，以及你的想象力。

艾瑞克森的故事：热身运动

美国西南部的印第安人擅长长跑，往往能轻松地跑 100 公里还面不改色，而且奔跑过程中，他们的血压不会上升，心跳速率也不会改变。曾有一位企业家突发奇想，将几位印第安人带到奥运赛场，没想到，这些天生的长跑者却连决赛都无法进入，因为他们习惯了将 25 公里的距离仅仅视为热身，却并不知道奥运会的赛程就只有 25 公里而已。

每当我在工作上遇到了难题，或在写作上遭遇瓶颈，或者是修不好家里的物品和电器，我就会想到这个故事，心中于是立刻想道："我只不过是在热身而已。"然后，我会发现自己变得精力充沛。

艾瑞克森的故事：干爽的床褥

一位母亲带着她 11 岁的女儿来见我，我一听女孩有尿床史，就立刻将母亲请出了会谈室，这样女孩就能毫无顾忌地告诉我是怎么回事了。女孩说，她在婴儿时期曾经得过膀胱炎，当时，有一位泌尿科医生曾为她治疗，但发炎的情况始终不见好转，足足拖了五六年。在这段时间里，她必须定期检测膀胱内部，一共至少上百次，最后，医生终于查出了病源——她有一个肾脏出了问题。发炎的肾脏被切除后，她度过了四年不被发炎困扰的安稳日子，但糟糕的是，由于太过频繁地膀胱检测，她膀胱的括约肌已经被弄得太松弛，这导致了她每天晚上都会尿床——睡眠让膀胱放松，膀胱放松引发了小便失禁。白天的大部分时间，她可以控制膀胱，但是每当开怀大笑时，膀胱一放松，她就会不由自主地尿裤子。

她的父母认为有病的肾脏既然已经切除，她总应该学着控制自己的膀胱才对。她的三个妹妹经常辱骂她、嘲笑她；方圆一百里之内，几乎所有的母亲都知道她尿床的糗事；而她就读的学校中，所有的孩子（足足有两三千人之多）都知道她是个连大笑都会尿湿裤子的怪物，她成了众人的笑柄。

她其实很漂亮，个子高挑，金发及腰，浑身散发着迷人的魅力。这样一个妙龄少女却一直遭到奚落与排斥，这让她身心疲惫，她既不能参与同学举办的睡衣聚会，也无法在亲戚家中过夜，这一切都是尿床惹的祸。我问她是否因为尿床看过医生，她说自己都记不得看过多少医生了，吞下的药丸能以桶计算，但病情毫无起色。

我告诉她，我与其他的医生其实没有两样，大概也不可能对她产生帮助。"不过，你自己其实早就知道了解决难题的信息，只是并没有意识到。当你一旦发现了这些过去不知道的信息，就不会再尿床了。"

然后我说："我现在问你一个简单的问题，也请你给我一个简单的回答。如果你正在厕所中排尿，一位陌生男子突然在门外探头探脑，你会做出什么反应？"

"我会当场僵住！"

"没错，你会僵住，并中断排尿。现在你应该已经明白了，你可以在任何受到特定刺激的时候，主动中断排尿。你不见得非得需要一位陌生男子在厕所门外探头探脑，才能达到中断排尿的目的。只要你脑中浮现出这类想法，也能达到相同的结果，你会停止排尿，当场僵住，当陌生男子离去后，才开始继续排尿。"

最后我说："至于完全克服尿床，就不那么容易了，至少需要两周。你得自己勤加练习，练习如何'开始'与'中断'。之后，你也许会忘记自己怎么练习的，但没有关系，你的身体会提供给你更进一步的练习机会。如果你能保持三个月之内不尿床，我一定会深感惊讶，但如果你半年后还会尿床，我同样会相当意外。连续两次克服尿床肯定比克服一次困难，连续三次则会更难，一直保持则是难上加难。可一旦习惯成自然，事情反倒变得容易了，你会发现自己有能力一周又一周地保持着这个优秀纪录。"

我和女孩足足谈了一个半小时。两周之后，她带来了一份礼物——这是她平生第一次送人礼物，这是一只针织的紫色母牛，同时带来的，还有她第一次不尿床的好消息。我非常珍视这份礼物。六个月后，她终于可以自在地在朋友与亲戚家过夜了，她积极地参加了学校组织的睡衣聚会，还有了住旅馆的经历。

相信大家在成长的过程中，都认为排尿就必须要全部排尽，这个观念根深蒂固。然而，所有人也都经历过在排尿过程中突然被干扰的事，因此每个人或多或少都有过类似的经验，只是，这个女孩将这类经验忘得一干二净。我所做的，只不过是提醒她将这些自己早已明白的道理重新发掘出来。

在心理治疗的过程中，你必须将患者视为独立的个体，深度看见他的需求。无论她尿床的毛病是不是涉及父母、妹妹、邻居以及学校其他同学，它从本质上依然还是她的问题。而她需要知道的，是她早就熟悉的信息。而对于其他人来说，心理治疗则会让他们各自进行应有的调整。

请千万记住，心理治疗的焦点应该放在患者本身与主要问题上，请千万记得这个原则。此外，每个人都拥有独特的语言表达方式，当你聆听患者讲述心事时，要记得他所说的语言与你个人的语言不尽相同，你不该用自己语言的观点衡量他想表达的信息，请试着以他的语言了解他的处境。

故事点评：

这是我个人特别喜欢的故事之一。我之所以对它格外青眯，大概因为艾瑞克森每回说到这个故事时，都不忘加上一句："史德奈，你对这个故事一定特别感兴趣。"但我也因此困惑了好长一段时间，始终找不出艾瑞克森想要传达给我什么信息。最后，我终于悟出了两件事。

第一件事是，我可以学着掌控个人的思想、精力甚至诸如焦虑的情绪症状。这种掌控能力并非来自意志力，而是要设法找出能促使我产生"开始"与"中断"的刺激因素。接着，我还必须利用机会勤加练习"开始"与"中断"。

第二件事，则基于艾瑞克森在文中说出的关键词：相信大家在成长的过程中，都认为排尿就必须要全部排尽。在杰佛瑞·萨德编纂的《与艾瑞克森进行一场教育研讨会》一书中，对这个故事的讲述稍有不同，在那个版本中，艾瑞克森额外附加了几句话："她所需要知道的，只不过是她有能力在任何时候中断排尿。"以及"在成长过程中，我们总是认为自己必须完成任务。事实并非如此，我们不见得非要一鼓作气地做好。"这几句话充分阐述了我的第二项发现。我发现，强行认定自己必须一气呵成，这种不自由的沉重感很容易阻碍灵感与创造力。跟随个人内在律动，不断"开始"与"中断"，才是完成任务的最有效方式。以我个人的经验而言，这个故事在帮助患者克服障碍（例如写作瓶颈）方面效果卓著。

艾瑞克森的故事：尿床与抄书

　　一个 12 岁的男孩，也是每晚尿床，尿了整整 12 年，从不缺席。他的爸爸很排斥他，甚至不和他说话。他的妈妈带他来找我，第一次见面时，这位母亲给了我两条很有价值的信息，男孩的爸爸曾尿床到 19 岁，舅舅也尿床到 18 岁。妈妈很同情儿子，她甚至认为尿床可能是遗传的。我叮嘱他，接下来我会把她的儿子叫进来，当着两个人的面下达治疗指令，但无论我说了什么，他们今后都必须照做。

　　然后，我把吉姆叫进来，跟他说："吉姆，你妈妈跟我说了有关你尿床的事，我知道你想有张干爽的床，那是你必须学习的。我也知道这需要有一个对你而言很适合的方式，当然，就像其他所有的学习一样，那并不容易，必须全力以赴，就像你当初努力学会了写字一样。现在有些事，我要求你和你的家人做到，你妈妈说，每天早上你们全家七点钟起床，我要求你妈妈把闹钟设在早上五点钟，到时候她会进到你的房间检查你的床。如果她觉得是湿的，她会叫醒你，然后你们两个去厨房，你打开灯，开始抄书。现在，你可以自己选一本书。"他选了《王子与乞丐》。

　　我对着吉姆的妈妈说道："我知道你喜欢缝补、编织，当吉姆在厨房抄他选的书时，你要陪着他，从早上五点到七点，安静地做手工活。等吉姆的爸爸也起床穿好衣服了，你开始准备早餐，过上和其他日子一样的一天。每个星期六，你要把吉姆抄好的东西拿来给我。"

　　等吉姆出去后，我私下里叮嘱他的妈妈："有件事我刚刚还没说。我只告诉吉姆你要去检查他的床，如果是湿的，他就要被叫醒到厨房抄书。但如果你发现吉姆的床是干的，你就要安静地回到床上睡到七点钟，之后叫醒他，为自己睡过头跟他道歉。"

　　一个星期之内，妈妈就发现床是干的了，她记得我的指令，于是回到床上继续睡，七点醒来后，又为自己睡过头而向吉姆道歉。我是在七月的第一个星期看到吉姆的，而到了七月的最后一个星期，他每晚都能有张干爽的床。

　　吉姆到办公室来看我。我拿出了他的抄写，依时间顺序排好，吉姆看着第一页说："这真可怕，我漏了好多字，又拼错了一些字，甚至漏了整句话，这份作业很糟糕。"当我们按照时间看下来后，吉姆也越来越高兴，他的字越来越工整，拼写进步了，也不再有遗漏的字或句子。在他回到学校三个星期后，在通电话时他告诉我："你知道吗，以前没有人喜欢我，没人想和我玩，我在学校非常不快乐，成绩也不好。但现在我是棒球队的队长，我的成绩是 A 和 B，不再是 D 和 F 了。"而吉姆的爸爸，在不承认儿子很多年后，也开始带他去钓鱼。

我对吉姆所做的就是：修正他对自己的看法。

故事点评：

艾瑞克森发出指令，要求吉姆的妈妈检查床铺，如果发现是湿的，吉姆就要起床抄书。仔细看这句话，会发现它对吉姆意味着："你妈妈会碰你的床，如果它是湿的，你就要起床抄书。"而相反的含义则是："如果床是干的，你就不用醒来。"所以，一个月之后吉姆就有了干爽的床。而艾瑞克森之所以让吉姆抄书，并不是让他把这作为惩罚，而是为他营造出一个学习的氛围——妈妈在做手工，自己也该学点什么。

吉姆在学校的表现并不好，但艾瑞克森知道，他完全可以做得更好，所以用抄书的方式，让吉姆得以把那些习惯带到学校。吉姆既然知道自己可以写得很好，也就因此发现了自己其实也擅长游戏和社交，这就是对他的治疗——让他看见自己，并治愈自己。

艾瑞克森的故事：轮流叫喊

10岁的杰瑞同样被尿床困扰。他有个8岁的弟弟，比他还高大强壮，却从来不尿床。父母因此大为光火，带着他来见我。在进入办公室时，杰瑞的爸爸抓着他的一只手，妈妈抓着他的另一只手，把他生生拖了进来，而且摁住他，把他的脸贴在地板上。我送杰瑞的父母出了房间，关上门，这时，杰瑞大呼小叫起来。

我耐心地等，当杰瑞停止呼号、开始深呼吸时，我突然发出了嘶吼。杰瑞看起来十分吃惊，我吼了一阵，然后平静地对他说："我吼完了，现在换你了。"杰瑞于是又呼号了一遍，等他停下来换气时，我又开始鬼哭狼嚎。

就这样，他和我轮流大叫，最后我说："现在该我坐在椅子上了。"等我落座后，杰瑞自己坐上了另一张椅子。我对他说道："我知道你喜欢打棒球，不过，你知道有关棒球的知识吗？你必须协调你的视力、手臂动作、手部运动还有身体的平衡，那真称得上是门科学。你必须让身体分工合作来玩棒球，包括你的眼力、视力和你的肌肉组织。这可和玩橄榄球不一样，橄榄球需要的只是骨头和肌肉，只要蛮力踢开就好了。"根据我之前的了解，他8岁的弟弟喜欢玩橄榄球。

后来，我们又谈了半天棒球，杰瑞很高兴我在描述玩棒球时，能用到那么具有科学性和复杂性的方式。

我得知杰瑞也玩弓箭，于是为他示范了玩弓箭必须如何精准地运用力量，包括必须精准地运用眼力，必须注意风向、距离和角度，才能最终射中红心。"这也是个科学游戏。"我对他说。我还称赞了他在棒球和射箭方面的上佳表现。

到了下一个星期六，我并没有和杰瑞预定见面，但他依然

兴致勃勃地来找我谈棒球和射箭，又请求在下一个星期六也能
来。不久后我就听说，杰瑞已经不再尿床了。后来直到杰瑞上
了高中，还会每周过来看我，我们讨论各种事情，但从始至
终，我从来没跟他说过"尿床"这个词。

故事点评：

艾瑞克森常说，对待患者要像个独特的个体。

在治疗杰瑞的过程中，他只谈对方想要谈的，他称赞杰瑞
的肌肉控制、视觉协调、感官协调，促使杰瑞将这些能力也运
用到了其他地方，比如控制自己的膀胱。

艾瑞克森的故事：领结

我们会在许多事情上强行给自己设限，这让我想到了老牌
新闻记者比尔·佛赛的故事。比尔在去芝加哥的途中路过一间
餐厅，餐厅领班告诉他，必须打正式的领带才能进去用餐。比
尔问这位领班："你的领带花了多少钱？"

领班十分骄傲地回答："25 美元。"

比尔告诉他："我的领结足足花了我 200 美元。"

领班一时不知所措，比尔·佛赛则大大方方地走进餐厅，

挑了一个座位坐下，此刻领班还在思索着他的话——比尔·佛赛衣领上的那个怪东西，竟然要 200 美元，而自己正式的领带却只值 25 美元？

不妨放手让自己任意做梦，每当你做梦时，也别忘了你拥有不断上演相同梦境的特权——区别只在换了一批演员而已。如此一来，你将有机会发现许多过去被禁止知道的事。很久以前，在师长们的谆谆告诫中，你不断学会了不要做这事，不要做那事，戴正确的服饰，穿合时宜的鞋子，诸如此类。许多我们所学习的知识，都以设限的指令为基础，从而阻碍我们发展个人独特的认知，我们就此进入了处处受限的模式。

我曾教儿子们如何耕马铃薯地，我教他们以勾画图案的方式翻地，他们于是不断发明出用各种图案耕地，我们尝试了用三角形耕地，随后，我们又发现还可以用圆形及数字或字母形状耕地。

如果能好好睡上一觉，直到一周之后才突然想起梦境的内容，那会是件极其美妙的事。

故事点评：

艾瑞克森在领结故事最后所做的评论，看似与故事毫不相关，事实上，这正是他强调重点的方式。首先，他强调我们在理解事物与行为方面，一向深受限制。其次，他强调我们有能力以新的模式——我们自己发明的模式，取代之前设限的指令。最后，艾瑞克森建议听众在梦中探索新的模式，以此重申他的观点：当事人应该信任自己的潜意识，它必然能克服种种限制，创造出全新的模式。

艾瑞克森的故事：罪恶

一位年轻的姑娘来求助，她从小就受到了严苛的教育，认为电影院是引诱年轻女孩堕落的罪恶之地。她也从不迈进那些同时销售香烟的药房大门，她认为，如果自己置身于贩卖烟草的地方，上帝一定会对她施以严惩的。她从不喝葡萄酒、苹果酒或是任何含有酒精的饮料，她认为如果喝了那些，上帝一定会将她立刻处死。同样，如果她去看场电影，上帝会将她处死；如果她抽根香烟，上帝也会将她处死。

她这么多年来一直替教会中的一位医生工作，那位医生每月只付给她100美元，而当时一般打工者的平均月薪是270美元。她为老板辛勤工作了10年，却从来没有涨过薪水，而她的打字速度也同样龟速不前，始终维持在每分钟不到25个字的水准。

即使早已成年了，她依然与父母同住，在父母的严格管教下，过着时刻避免犯罪的日子。每天，她上下班单程就要花1小时，即使她时不时地会加班，也没有半毛加班费。每周她需要工作 6 天，星期日则一定会将一整天都用在教会活动上。显而易见，她来自一个僵化且限制严格的家庭。

我妻子极少对患者评头论足，但当我和这位姑娘第一次会谈后，妻子却在姑娘离去后忍不住问："那个邋里邋遢的女人是谁？"

我设法对姑娘进行游说，说服她相信人生处处都有陷阱，而死亡是每个人迟早必须面对的结局。如果上帝要她在特定的时刻死去，我确信不会是因为她抽烟的缘故，一定是上帝已经准备好了迎接她。我让她试着抽了一根香烟，她被呛得咳嗽不止，但无论如何，她并没有被上帝判死刑！上帝真的没有对她施以严惩，这使她十分吃惊。

接着，我又建议她去看场电影，她足足花了两周才勉强鼓起勇气，决定去试一试。但她依然非常紧张地对我说："如果我敢进入罪恶之地，上帝一定会判我死刑的。"

我告诉她，上帝是否判她死刑，根据的应该是她是否已经到了死期，而我对她是否死期将至深感怀疑。我请她在看完电影后，告诉我她看的是哪部电影，她后来果真告诉了我，她看的是《淑女与浪荡女》——是她自己选的。

她表示："教会的训诫一定是错的。整部电影并没有出现任何不好的事，也没有花花公子引诱年轻女孩的情节，我觉得这部电影相当有趣。"

我告诉她："我也认为教会给了你错误的观念。不过，我倒不认为教会是有意这么做的，这大概是无心之举。"之后，她又发现还有很多电影也很有趣，尤其是音乐歌舞片。

有一天，我对她说："我认为你已经进步了很多，到了可以尝杯威士忌的时候了。"她有些惊慌："这回上帝一定不会饶过我。"

"我倒不这么认为。之前你去看电影或尝试抽烟，上帝也没处死你。不如让我们瞧瞧，你喝一杯威士忌会不会带来噩运。"

她终于鼓足勇气喝了杯威士忌，然后等了又等，自己依然好端端的。她于是表示："我想，我得做些改变了。我应该搬出父母的住处，自己找间公寓住。"

我赞同道："你还应该去找份更好的工作，还需要学习更快地打字。每天早晨，你醒来的第一件事，就是冲向打字机，在键盘上打下'这是六月里美好的一天'。然后再去梳洗，而梳洗完毕后，你再用最快的速度打下一行字，记住，每句话都要简洁有力。随后你开始换衣服，这个过程中也请抽空打下一句话。穿戴整齐后，再打一句，准备好早餐后，再打一句，用餐时，也打一句，每次都要以最快的速度。相信这么练习下去，你绝对可以学会快速打字。"

三个月后，她每分钟已经能打出 80 个字了。

接下来，她想要练习烹饪，她有些为难地说："我想煮锅饭，于是把一杯米加水放到了平底锅里。没想到煮出的饭那么多，一口大锅都装不下。"

我回答："关于烹饪，显然你也有很多事情要学。"

我要她尝试烤豆子，她小心翼翼地放了一杯豆子进烤箱，没想到豆子也膨胀得超出她的预料。

不断练习后，她终于成了十分优秀的厨师，同时离开了她的教会。她向父母宣布："我会偶尔来看你们的。我已经找到了一份新工作，每月薪水 270 美元，而且工作地点距离我住的地方只有八条街。"

等她再度来见我时，我的妻子又忍不住问我："米尔顿，你难道专门治疗金发美女吗？"

我笑道："这就是上回那个邋里邋遢的女人。"这位姑娘现在变得非常漂亮迷人，她热爱她的新工作，还选修了音乐课程。

几个月后，她又来询问我的意见："艾瑞克森医生，我想要大醉一场，却不知道该怎么做。"

我告诉她："你必须保证自己不会在喝醉之后乱拨电话，而且紧锁房门，乖乖待在公寓里不出去乱跑。然后，你就可以开一瓶葡萄酒，一小口、一小口慢慢地喝，直到喝光整瓶酒。"

几天后，她来向我汇报醉酒的过程："我真庆幸你要我保证不打电话，因为我当时真的很想叫来所有朋友和我一起喝酒，还好我没有做出这种事，否则后果不堪设想。喝醉之后，我还真的想要跑出去在街上唱歌，但我想起了事先答应你要锁紧房门，留在家里。我很高兴你让我预先做了这些工作。你知道吗，喝醉酒实在太有趣了，只是宿醉的第二天会头痛，我再也不想尝试这件事了。"

后来她结了婚，便再没有来找过我。

认真对待患者，设法满足他们内心的期待，是非常重要的事。千万别用冷峻的判断去衡量患者的处境，你必须深切地明白，人们虽然需要有所学习，而你并不足以教导他们学会一切。他们绝对有能力自己学到很多新事物，故事中的女患者就是最佳的例证。

故事点评：

促使患者们突破禁忌，就是艾瑞克森治疗许多复杂症状的主要原则。首先，在描绘病史的过程中，艾瑞克森会非常小心地引出受限、僵化的现象及症结。接着，艾瑞克森会利用患者本身的意志，促使他们突破禁令。

在这个故事中，施加在这位姑娘身上的限制，看似来自严格的教会与家训，也可能来自她本人内在的狭隘观念。艾瑞克森协助她突破禁忌，丰富了她的生活经验，建立起独立与自给自足的生活模式，并将她引入新的生活情境。在全新的生活情境中，她通过自己的亲身体验，意识到了自身的限度，同时，还学会了诸如烹饪之类的具体生活技巧。

当艾瑞克森讲述米与豆子的膨胀时，他其实是在散播有关扩充的概念。这整个故事，都可以被视为由狭隘性格扩充为豁达性格的过程。她的薪水由每月 100 美元增加到 270 美元，她的气质焕然一新，由"邋里邋遢的女人"成为"金发美女"。同时，她也领悟到了自己的极限所在，比如宿醉——这是她从实际经验中获得的领悟，而不是别人耳提面授，缘于她对自己的深度看见。

艾瑞克森通过强调冲动与感觉的方法，尝试去修正大部分人不平衡的生命状态。就像他曾经告诉我的："小孩子是出于本能去做一件事，而成年人则是三思而后行。"

艾瑞克森的故事：要晕倒的年轻人

有位叫作威尔的30岁青年，曾经是一名海军陆战队队员，并在第二次世界大战后，幸运地毫发无伤地回了家。他的父母非常高兴，决定好好照顾他。每一天，妈妈会告诉他三餐吃些什么，应该穿什么衣服。爸爸则觉得儿子工作太辛苦了，应该有些娱乐，所以给他订了《周末邮报》。

威尔很听话，他按照妈妈的指示穿衣吃饭，阅读爸爸让他看的新闻报道，是不折不扣的乖孩子。但是，威尔突然就生病了，他发现自己不能走着通过凡布朗街，但他工作的二手车店偏偏就在凡布朗街上；他发现自己也不能开车去，因为路上一定会路过一个叫"金鼓槌"的餐厅，餐厅有很多窗户，让他十分害怕；他还发现自己不能坐电梯和扶梯，而且，有越来越多的街道他都不敢通过了。

他不喜欢自己这个样子，只好来找我。当我了解过威尔的情况后，我建议他请我及我太太一起吃顿晚餐，而且必须在餐厅吃，餐厅必须我来选。他喃喃道："你不会选金鼓槌的。"我说："我们俩是你的客人，你当然应该让客人开心，怎么能告诉你的客人哪里不可以去呢？客人想要去哪儿，你就应该带他们去哪儿。"

　　然后我又对他说："你很害怕女性，即使卖二手车的时候，你为了不看女人，都会小心地看着地面。但是，既然你要请我和我太太吃晚餐，你自己也应该有个女伴。我不知道你喜欢什么样的女孩，所以请告诉我，什么样的女人是你不想带出门的？"他说："我不喜欢和漂亮的单身女孩出去。"我问："除此之外呢？"他说："离了婚的漂亮女孩也不行，那比漂亮的单身女孩还要糟。"我继续问："还有其他什么条件的女人，是你不想带出去的？"他说："我不要和年轻的寡妇一起出去。"我最后问他："你理想中的女伴是什么样子的？"他说："如果偏让我带位女伴出去，我希望找位至少86岁的女士。"我当下拍板："那好办，你下星期二的晚上六点来我家，接我和我太太以及另一位女士去吃晚餐。"威尔显得很犹豫："我想我办不到。"我鼓励他："威尔，下星期二的晚上六点来，你可以的。"

　　到了星期二的晚上六点，威尔准时出现了，我和太太全都盛装以待，汗水从威尔的脸颊上流下来，他明显坐立难安。我告诉他："我为你邀请的女伴还没到，不如我们先好好享受这段等待的时光。"威尔却一点都不高兴，他一会儿看着大门，一会儿欲言又止地看着我和太太。20分钟后，一位非常漂亮的女孩出现了，威尔看起来既吃惊又害怕。我为他们做了介绍："威

尔，来见见琪曲。琪曲，威尔要带我们出去吃晚餐。"琪曲高
兴地拍起手来。我说："琪曲，顺便问一句，你结婚几次了？"
琪曲回答："喔，六次了。"我又问："你离婚几次了？"她回
答："六次。"威尔顿时脸色惨白。

我继续说道："威尔，你问问琪曲想要到哪儿用餐。"琪曲
马上说："威尔，我想去中央北路的金鼓槌餐厅。"我太太附和
道："我也是。"我也随即表态："那是家很好的餐厅。"就在我
们准备出发时，威尔发起抖来。我问他："需要我扶你吗？"他
摇头："不用，我自己能走。只是我怕自己会晕倒。"我说："前
门廊有三个台阶，所以别晕倒在台阶上，那样会伤到自己，你
可以等到了草地再晕。"威尔说："也许我能走到车子那儿。"当
大家走到我的车子旁，我告诉威尔："在这里晕倒是最完美的
了。"但他并没这么做，而是在琪曲的招呼下，颤抖着爬进了
车子的后排，和她坐在了一起。

到了餐厅停车场，我故意把车停在距离大门最远的地方，
然后说："威尔，你出去后可以晕倒在停车场。"威尔回答："我
不要晕倒在这里。"

我们走向餐厅，沿路我一边比画着，一边提示威尔："这里
有个好地方可以晕倒。啊，那里也有个好地方可以晕倒……天
啊，那边还有个好地方可以晕倒……这是另外一个……"但直
到餐厅大门，他都没有晕倒。

我们走进门，我问威尔："你想坐哪张桌子？"他说："靠
近门口的。"我告诉他："在餐厅最里面有个包厢，里头有舒适

的雅座，我们就去那儿用餐吧，还可以看到整个餐厅。"威尔很畏惧："可是走到那里前，我会晕倒的。"我说："没关系，你可以随便晕倒在桌边，这张桌子就行，那张也不错。"就这样，威尔走过了一张又一张的桌子。

雅座中，琪曲和我太太分别坐在了威尔的两旁。女服务生进来点菜，然后说着说着，我就和她吵了起来。我们彼此叫骂、咆哮，餐厅中所有的人都转头看我们，威尔似乎很想躲到桌子底下，我太太却抓住他的手臂说："我们最好看着他们。"女服务生很生气地走了，很快经理过来询问情况，我就又和经理吵了起来，彼此叫嚷。

刚才的女服务生走过来，问我们到底要点什么，我、我太太和琪曲都点了自己想要的，威尔的餐却是由琪曲代劳，而且整个晚餐过程中，琪曲不断告诉威尔该吃些什么，哪样慢一点吃，她几乎监督了他所吃的每一口。用餐完毕后，琪曲不仅让威尔负责付费，连他给女服务生的小费都规定好了。我们出门走向车子，一路上，我再次给威尔依次指出可以晕倒的地方，但威尔依然没晕倒。

一行人回到我家，琪曲拖着威尔的手臂，把他拉进大门，大家闲聊一阵后，琪曲又提议跳舞。虽然那天他们从我家走时，威尔看起来并不情愿和琪曲同行，但后来他们在舞厅一直跳到了凌晨三点，他才送她回家。

第二天早上，当威尔的妈妈准备早餐时，威尔突然说："我不要软的煮蛋，我要煎蛋；我不要三片贝果，我要两片吐司、一杯柳橙汁。"他妈妈刚开口:"但是威尔……"威尔就打断了她:"不要对我说'但是',妈,我知道自己要什么。"那天他下班回家后,当爸爸对他说:"我在《周末邮报》上帮你看到了一条好新闻。"威尔突然说:"我带了《警察报》回来,我要看《警察报》。"

威尔的爸爸皱起眉头,在他看来那上面全是些乌七八糟的报道,威尔却说:"下星期我要搬出去住。我要住到自己的公寓去。我要做我想做的事。"

然后,他打电话给琪曲,那个周日他带她出去吃了晚餐,之后又去跳了舞。

他们后来交往了三个月。一天,威尔前来看我,他问道:"如果我不再和琪曲约会,会发生什么事?"我说:"她已经离过六次婚了,如果你走出她的生命,她会知道怎么办的。"他说:"那就这么办。"他不再约她,而是开始和别的女孩约会,还把他的姐姐、姐夫和外甥全都介绍到我这里治疗。

后来,威尔结婚了,他带着新婚妻子外出旅游,他全无阻碍地搭乘交通工具以及电梯和电扶梯。现在,他是公司新车业务的主管。

我所做的,不过是安排了一次餐厅之旅,安排了女服务生和经理跟我进行了激烈的争辩。威尔发现,他竟然能安然度过这一切,于是也就能安然和一位离婚六次的女人相处。与其让他花费好几个星期做心理治疗,不如让他和那位漂亮、离过六次婚的女孩学跳舞。他其实很需要家庭治疗,但我只能让威尔自己去做，而我所做的，就是向威尔证明他不会晕倒。

故事点评：

很多治疗师都习惯了按部就班地给患者进行治疗，他们这星期要做这样的事，下星期要做那样的事，一再遵循相同的规则……这其实又烦琐，又难有效果。威尔所需要的，是能过街，能进餐厅，他甚至曾为了不看到餐厅，舍近求远绕道好几个街区。艾瑞克森看见了威尔的真实需求，并特意指给了他所有能晕倒的好地方，以此暗示威尔，晕倒不是什么大不了的事，甚至死也不是什么不可以的事。但威尔却因此发现了生命其实很美好，而且自己完成了治疗的剩余部分。

每个人都喜欢有个好观众，能深度看见自己的内心，而最好的观众，最终还是自己。

艾瑞克森的故事：紫罗兰皇后

一位老妇人独居在小镇上，她没有朋友，从来不跟任何人交谈，我被人委托去了她的家，并且特意以参观为借口，走遍了整所住宅，最终，找到了她想要的东西——3盆盛开的、颜色各不相同的非洲紫罗兰。

这是老妇人家中唯一富有生机的东西，我告诉她："明天你叫管家去花店，买下所有不同颜色的非洲紫罗兰。那些紫罗兰将是你的紫罗兰，你要好好照顾它们。"并且特别强调"这是医疗上的建议"。

老妇人对医生的话向来十分服从，立刻答应了下来。

我继续嘱咐："然后你叫管家去买两百个礼品花盆与相应的土壤。我要你从每一盆紫罗兰上摘一片叶子，种在花盆中，培养出更多的非洲紫罗兰。然后，你送一盆给教堂中每一个有出生婴儿的家庭，给每一个受洗的宝宝，给教堂中每一个生病的人。有女孩宣布订婚时，我要你送她一盆，当他们结婚时，我也要你送非洲紫罗兰。有人过世时，你送一张慰问卡与一盆非洲紫罗兰。教堂义卖时，送出十几盆非洲紫罗兰来卖。"

老妇人依言送出了那些紫罗兰，而她的生活也有了翻天覆地的变化。她开始有了笑容，有了朋友，整个小镇的人们都很喜欢她，她成了这里最受欢迎的老者。在她去世时，小镇的人们沉痛地宣布，他们失去了自己的"米尔瓦基非洲紫罗兰皇后"。

故事点评：

艾瑞克森并没有直接劝她"走出家门，多交些朋友吧"，而是用她与其他生命唯一的链接——那3盆紫罗兰为纽带，用她能接受的方式，给她展示出生活的另一种可能。她在送出紫罗兰的过程中，自然而然地融入了小镇的其他居民，也自然而然地找到了自己存在的意义。

在我们经历的任何阶段，这样的突破都存在意义，都能给我们带来全新的体验。从未成年的孩子，到已经暮年的老人，挑战极限可以在每一个时间发生，我们因为这些变化而发现了自己的另一种面貌。

艾瑞克森的故事：消失的女护士

1956 年的 10 月，波士顿州立医院举办了全国精神医学会，我受邀做一场关于催眠的演讲。艾列克斯博士不仅是该院的员工，也是大会筹委会的主席，他问我可不可以除了演讲之外，还能当场为大家做一次催眠示范。我问他可以找谁当催眠对象，他说："你到医院晃一晃，找个你认为适合的对象。"我于是在医院四处物色，刚巧看见两个正在聊天的护士，其中一位引起了我的注意，我观察着她的一举一动。等她们聊得差不多了，我走向那名护士，自我介绍后，我问她是否愿意担任我示范催眠的对象。她说她完全不了解催眠，既没读过也从未看过。我说那完全不成问题，越是不懂才越是合适，她于是答应了。

我去找了艾列克斯博士，告诉他有一名叫作贝琪的护士将担任我的催眠对象。他顿时闻之色变："那个护士不行。她接受心理治疗已经两年了，是名'补偿型抑郁症'

（compensateddepression）患者。”

所谓“补偿型抑郁症”，是一种非常严重的抑郁症，这种疾病的患者通常拥有贯彻到底的决心。因此即使心情很糟或很高兴，他们也会继续工作。

艾列克斯博士特别向我强调：“她还有自杀倾向，首饰、衣服已经全都送人了。她是个孤儿，没有兄弟姐妹，朋友只有医院里的其他护士。她甚至已经递了辞职信，过几天就会离开医院。谁都知道她一旦走了就会马上自杀，所以你不能用她。”

不仅艾列克斯博士，医院里所有人都再三劝我不要让贝琪上台。我告诉他们：“贝琪已经答应我了，我也对她做了承诺。要是我推翻诺言不用她，她有严重的抑郁症，一定会把这件事当作最后一次拒绝，那不用等到她离职，恐怕今天晚上就会自杀。”鉴于我的坚持，他们只能答应下来。

演讲当天，我先邀请了几位听众上台，简单示范几种催眠的手法，接着我说：“贝琪，请你站起来，慢慢走到台上。别走太快，也别走太慢，你每走一步，就会更进一步陷入催眠状态。”

等到贝琪上台站到我面前时，她已经进入了非常深的催眠状态。我问她：“贝琪，你现在在哪里？”她说：“这里。”我说：“这里是哪里？”她说：“和你在一起。”我说：“我们在哪里？”她说：“这里。”我指着台下的观众问：“那边是什么？”她说：“什么都没有。”

我知道，她对周边的环境产生了全面的负向幻觉（negative hallucination），幻觉是无中生有，负向幻觉则是将有变成无，此刻，她只看得见我。于是我开始示范"僵直现象"（catalepsy）和戴上手套般的麻痹感（gloveanesthesia）。

然后我对贝琪说："我想，如果咱们走出去到波士顿植物园看看，应该很不错。我们非常轻易就能办到。"我还详细解释了如何将时间扭曲——如何任意缩短或延展时间："时间延展为一秒钟，就像一天那么久。"

于是，她在幻觉中和我置身于植物园内。我指出现在是十月，季生植物就快枯萎了。我指出，常年生的植物也都快枯萎了。我还指出，树叶的颜色正逐渐改变，因为马萨诸塞州的树叶总会在十月变色。我另外指出了各式各样的矮树、灌木和藤蔓，指出每丛灌木、每棵树各自不同形状的叶子。我谈到那些树来年春天必将重获新生，灌木也会被重新栽种。我——描述树木、花朵、树上的水果，以及种子的种类，还讲了小鸟会怎么啄食水果，衔着种子，让种子落在合适的环境，长成了另一棵树。我把整座植物园都向她进行了描述。

接着，我提议去波士顿动物园。我说我知道那里有一只袋鼠宝宝，希望我们能碰巧看到它钻出育儿袋。我告诉贝琪，袋鼠宝宝叫作"幼袋鼠"，刚出生时身体只有2.5厘米长，它们爬进母亲的育儿袋，紧紧贴着乳头。接下来，袋鼠宝宝会把嘴巴紧凑着乳头，一刻都不愿放开，就那么吸呀吸的，越长越大。袋鼠宝宝会在母亲的育儿袋里待上三个月，然后才探出头来。我们看着袋鼠，真的看到了袋鼠宝宝从育儿袋里探头张望。我们还去看了老虎、狮子、熊、猴子、狼和其他所有的动物。

　　然后我们到了飞禽区，看到各式各样的鸟类。我对贝琪谈起了候鸟的迁徙——那只极地燕鸥怎样在极地度过了短暂的夏天，然后飞到南美洲最南端——这是一趟横越16000多公里的旅程。那只极地燕鸥和其他各种不同的候鸟，全都本能地知道如何不靠罗盘迁徙千万公里——这是人类根本无法做到的事。接着我们回到了州立医院，我让她看见观众，并且和艾列克斯博士说话。

　　但我并没有叫醒她，而是让她留在催眠状态，并让她讨论之前其他人提到过的沉重感。她一一回答着问题，然后我提议，我们该去波士顿海滩走走。

　　我开始描述：很久以前，清教徒在马萨诸塞州落脚在波士顿海滩，描述印第安人如何喜欢这片海滩，早期的殖民者又如何喜欢这片海滩。无论是现在还是过去，无数代的人都在此徜徉嬉戏——今后，这里也会是一个充满喜悦和快乐的地方。

　　我让她看着大海，海面先是非常平静，然后风暴骤起，接着，又一个强大的飓风加入进来，然后，我让她看着海面恢复平静。我要她长久地看着海浪起起落落，然后，提议回到州立医院。

　　我郑重地感谢了她，然后将她唤醒，之后重新感谢了一次，最后，送她回了医院。

　　第二天，贝琪没有去医院上班。她的朋友们都很惊慌，跑到她的公寓，但贝琪音迹杳然，也没留下只言片语，连护士制服都不见了。他们报了警，警方却也找不到贝琪的尸体，她就那样消失得无影无踪。自然地，大家把贝琪的失踪归咎于我和艾列克斯博士，直到一年后我重访波士顿，依然有人在责怪我害死了贝琪。

五年后，几乎所有人都已经忘了贝琪，除了艾列克斯博士和我。十年过去了，不再有人提起贝琪。十六年后，到了1972年7月，我接到了一通从佛罗里达打来的长途电话，对方是一名女子："你恐怕已经不记得我了，我是贝琪，1956年你在波士顿州立医院催眠的那个护士。我今天突然想到，你或许想要知道我后来怎么了。"

我说："那是当然。"

她说："那天晚上我离开医院之后，就去了海军招募中心，要求加入海军护理队。我签了两期兵役，后来在佛罗里达退役，在一个医院找到了工作，然后遇见一位空军军官，和他结了婚。现在，我有5个孩子，我仍然在医院服务。今天我突然想到，你或许想知道我后来的遭遇。"

我问她是否能将这个消息告诉艾列克斯博士，她回道："随便你，不过那对我而言没什么差别。"从那时候起，我和贝琪开始频繁地通信。

是什么让贝琪放弃了自杀，并从抑郁症的深渊中安然返回？

当我描述我们到了植物园，并让她神游植物园的时候，我讲述了生命的样貌——当下的生命；未来的生命；花朵；水果；种子；每株植物各不相同的叶子纹路。到了动物园，我照样跟她讨论生命——幼小的生命；成熟的生命；令人惊奇的生命百态变迁的形态，一切都在变迁中延续。接着，我们到了无数前人曾徜徉过的海边，现在，有无数人在那儿得到喜悦，而未来，还会有无数人在那里获得喜悦。那里还藏着海洋的神秘：关于鲸豚、海龟的洄游，一如候鸟的迁徙，这些事物都是人类不能理解的，却又深深着迷。

我列举出所有值得为之活下去的事物。除了我自己之外，在场没有人知道我其实正在对她进行心理治疗。他们听到我讲的每一句话，但是都以为我只是在示范时间扭曲和各种幻觉。他们都以为我在示范催眠现象，没有人知道我在故意进行心理治疗。

所以，患者并不需要知道心理治疗正在进行，而治疗师也不一定必须知道患者为什么要接受心理治疗。

故事点评：

这是艾瑞克森深度看见的典型案例，他从贝琪的言行中，看出了她陷入严重的心理问题，他知道想要拯救她，唯有唤起她对于生命的热爱，让她发现那些自己未曾关注过的、美好的、生生不息的事物。

艾瑞克森深度看见了贝琪的内心，也引导贝琪深度看见了这个世界。

艾瑞克森的故事：三厘米

如果你在游泳池看人们下水的方式，会发现有人会先用一个脚趾碰碰水，再用另一个脚趾碰碰水，最后才把全身弄湿。刚当医生时，年轻的汤姆与玛莎这对夫妇都是初级精神科医生，他们邀请我到医院农庄旁的湖里游泳。我穿上游泳裤与浴袍，上了他们的车。玛莎一路都很沉默，汤姆却很殷勤健谈。

我们来到了湖边，玛莎跳下车，把浴袍丢在车后，走到湖边就跳入了水中，开始游起泳来。汤姆和我也走到水边，但他的脚趾刚一碰到湿湿的沙子，就说："我想我还是明天再游吧。"

等玛莎游完泳，我问她："汤姆洗澡时会放多少水？"她说："不到三厘米深的水。"

就是在那一周，汤姆获得了一次晋升资深医生的机会。但他告诉上司："我想我还没准备好。"上司说："我如果不是认为你准备好了，就不会给你这个机会。但你如果不接受，就准备另谋高就吧。"

汤姆与玛莎就这样辞职了。我知道他们彼此相爱，玛莎还渴望有幸福的家庭与可爱的子女。25 年后，我来到宾夕法尼亚州演讲，一对老人走向我，其中那位老妇人显得格外憔悴，他们问我："你记得我们吗？"我摇摇头。他们做了自我介绍，我顿时想了起来，打趣地和汤姆说："你什么时候要去游泳？"他回答："明天。"我转身问玛莎："汤姆现在在浴缸中放多少水？"她说："很糟糕，还是只有不到三厘米。"我又问汤姆："你现在做什么工作？"他说："我退休了，以初级精神科医生的职位退休的。"

如果回到当年，我一定会想办法把汤姆推进湖里的，如此一来，玛莎或许也会有自己的孩子。

故事点评：

患者通常都会限制自己，看不到局限外的天地，使自己错过许多美好的事情。但一旦突破了限制和恐惧的模式，就有机会看到并进入其他领域。

艾瑞克森的故事：逆向减肥法

有位女士因为体重问题向我求助："我有 80 公斤重，医生让我必须减肥，我试了不下一百次了。我的目标体重是 55 公斤，然而，每次我降到 55 公斤时，就忍不住冲到厨房大吃大喝，过不了多久，我的体重就又回来了。如今，我还是 80 公斤，你能用催眠帮我恢复到 55 公斤吗？我这样胖了又瘦、瘦了又胖，实在太折磨人了。"

我告诉她，我可以用催眠协助她减轻体重，但她绝不会喜欢我的方式。

她声称只要我能帮她达成目的，她并不在乎我用什么法子。我则再次提醒她，这种过程相当痛苦。她依然坚持道："无论你要我做什么，我一定照办。"

我于是告诉她："那好！我要你发誓，你绝对会遵照我的指示去做。"

她十分爽快地向我保证，我将她引入了催眠状态，并再一次问她，是否愿意向我保证她绝对遵照我的指示行事，即使那方法她并不喜欢。她郑重地许下了承诺。于是，我告诉她："让你的潜意识与意识共同聆听我的指示。你应遵照以下的方式行事：目前，你的体重是 80 公斤，我要你再增重 10 公斤，当你达到 90 公斤的时候，才可以开始减肥。"

她果然难以接受，甚至跪下来哀求我收回指令。之后，每次她重了 0.5 公斤，都会来找我纠缠不休，望我能批准她立刻开始减肥。当她到了 85 公斤时，她整个人懊恼极了，不断恳求我允许她收回承诺，而等到 89 公斤时，她说这已经和 90 公斤差不多了，是不是可以减肥，我却坚持一定要达到 90 公斤才行。

终于，她的体重达到 90 公斤，她高兴得发狂。等她将体重减回 55 公斤后，她发誓："我再也不要发胖了。"

以往，她的体重模式都是先减轻、后增加，我却反转了这个模式，让她的体重先增加、后减轻。对于最后的结果，她感到非常满意，一直维持着55公斤的理想体重，相信她再也不想重新经历一次增重10公斤的痛苦了。

故事点评：

当增加体重已不再是减肥成功后的反应，也不是个人的某种发泄，而是变成了被强迫完成的某种工作时，她会对增加体重充满怨恨，就像她之前对必须减肥充满怨恨一样。

在前一个故事中，艾瑞克森指出了协助患者"突破禁令"的必要性，而在这个故事中，艾瑞克森则显示出让患者改变固有模式带来的益处。他只不过简单反转了当事人减肥与增重的模式，就获得了显著的效果。故事中的女士一旦经历了如此奇特的减肥历程，相信她再也不想重蹈覆辙了。许多深受体重困扰的人其实都是如此，他们只要体重上升到某一程度，便会急着非要减肥不可，艾瑞克森则让这个容忍的极限变得更令人难以忍受——超越了患者自己能够容忍的范围。

反转固有的模式（或者说是以逆向观点看待事物）的策略，是艾瑞克森擅长用来改变患者心智结构的有效途径。他很喜欢向患者展示彼德·纽厄尔所写的《颠倒书》，当把这本书倒过来阅读时，其中故事与插图的含意就会和之前截然不同。

艾瑞克森的故事：尽情吃喝式减肥

现在，让我们聊聊另一个减肥故事。我曾对一位体重超标的女孩说过："节食解决不了你的超重问题。你曾经告诉我，你可以节食一周、两周甚至三周，但过了这段时间，你就会再次暴饮暴食，这让你十分绝望，更是吃个不停。

"现在，我给你一个处方，请继续进行医生给你设计的节食计划，而且必须遵守两到三周。到了第三周的周日，你可以毫无顾忌地尽情吃喝，猛吃一天不至于抵消你前三周的减肥成果，你可以大快朵颐，不必内疚。到了周一的时候，你再执行原先的节食计划，往后，只要你连着节食了三周，就可以放心大胆地吃喝一整天。"

她在写给我的最后一封信里表示，这种连续三周储存饥饿的方法并不好受，她渴望每天都能感到饥饿，并且自由地享受食物——当然是指适量的食物，她终于明白，暴饮暴食换来的是连续数周的食不果腹。

故事点评：

这个故事里所用的治疗方式，属于"顺着毛病开药方"。艾瑞克森指示患者去做的事，完全就是患者这么多年都在做的事——节食，然后大吃大喝。唯一有所不同的是，艾瑞克森将大吃大喝的时间大幅缩短了，由此看来，如果患者能在原先模式的基础上做出改变，哪怕只是微小的改变，也意味着患者有可能做出进一步的改变。这可以说是艾瑞克森进行心理治疗的基本方式之一：先设法启发一项微小的改变。

艾瑞克森的故事：观光减肥法

某位女士请我想办法改善她的体重。我注视着她的手指甲，她有着鲜红的长指甲，我想它们应该全是黏上去的假指甲。这些指甲相当醒目，尤其是长在一双那么胖的手上。

我说："我可以帮助你，但你必须跟我合作。我要你在旭日初升的时候，去攀登女人峰。"

她表示："我能找人同行吗？"

我回答："当然，你抱怨过你16岁的儿子体重已经100公斤了，你就带着他一起去吧，为他做个好榜样。"

当我再次见到她时，她问我："我并不相信自己真的想减肥，我儿子也不愿意。如果我停止欺骗自己，你会介意吗？"

我回答："一点也不！"

另外，还有一位女士也因为体重给我打来电话："我不好意思直接去见你。在过去两年里，我对丈夫、孩子与家庭全不理会，每天只顾着坐在厨房内，忙着将各种食物送到自己嘴里。我的丈夫每日接送孩子上下学，他还要负责采购物品，我只管煮饭烧菜。我现在实在胖得不像话了，我不敢让你看见我。"

我说道："我有个办法，你可以替孩子们请个长假，反正也不会有什么损失。然后，你带着孩子各处去旅游，你丈夫的薪水足够你买辆车。旅行时，你们要选择那种不带厨房的汽车旅馆，你肯定会忙着照顾孩子们，而没时间让自己大吃大喝。你丈夫可以选择在周末时搭飞机去和你们相会，就这样，你们全家人可以享受一整年的观光假期。"

一年后，她又给我打来了电话："我已经恢复到标准体重了。现在，我把心思都放在孩子们身上，而且深爱我的丈夫，我还希望自己能好好操持家务。你觉得我现在还有必要继续旅行吗？"

我回答："除非你又增加了体重。"

她马上表态："不，我已经受够了，我现在只想好好陪孩子们，照顾好全家人。汽车旅馆太让人窒息了，孩子们倒是乐不思蜀，我必须维护我回家享受的权利。"

我从没收到过这位患者的诊金，也从来没有见过她本人。虽然我没与这个家庭的任何一个人见过面，但是却让这个家庭都深受心理治疗的影响，并从中获益。由此可以证明，当你触及患者要害的时候，你的患者必然会有所反应，进而产生改变。

故事点评：

截至目前，我们已经见识到艾瑞克森针对减肥给出了三种截然不同的处理方式。在每个案例中，他关注的焦点，以及促使患者采取的行动都不相同。当然，在这三个结果完满的故事中，动机绝对是决定性的因素，而艾瑞克森总是在治疗一开始时，就能判断出患者的动机是否强烈。故事中还提到过一位毫无改变动机的女士，她无法执行攀登女人峰这个简单的指令，从而能看出她对减肥确实兴趣不大。艾瑞克森其实早就料到她是个懒惰而自恋的女人，从她那刺眼的假指甲就能看出端倪，那时他就已经预感到，她会打退堂鼓。

艾瑞克森的故事：职业病人

有位女士打电话给我，请求我见见她的丈夫，用催眠手法让他不要再抽烟了。她的丈夫来找了我，那是一位律师，年薪35000美元，而他的妻子在婚前继承了25万美元的财产，她买了他们住的房子，平日里还要支付税金、水电开销，包括偿还丈夫亏欠的税款，并负担家用。妻子搞不清楚，丈夫那35000美元的年薪究竟花到哪儿去了。

一个小时会谈结束时，我告诉这位丈夫，他根本无意戒烟，我问他，我可不可以打个电话给他太太，告诉她，她的丈夫是个天生的输家。假如我这么做的话，她大概就不会再盯着他戒烟了。

他同意了，于是我当着他的面给他太太打了电话，我很抱歉地说道："我不得不告诉你，你丈夫是个天生的输家，所以请你就别再唠叨他了，他不想戒烟，也不会戒烟的。"

两天后，她没有预约就冲进了我的办公室，哭得像个泪人儿："每次我到医生的办公室，就会像现在一样哭个不停，甚至能在地板上留下一摊泪水，明天我还要带孩子去看儿科医生，我还会一路哭着去，再哭着回家。你能不能帮帮我？"

我说："你通常多久哭一次？"她说："每次我刚开始做什么事情的时候，就会这样。大学毕业时，我拿到了教师证，找到了一份工作，却因为连续哭了一个礼拜不得不辞职。"

我说："好，明天你必须带孩子去看儿科医生，你可能会一路哭着去，再一路哭着回来。我认为哭是一件幼稚的事，所以，你不妨用另外一件比较不惹人注意的幼稚的事来取代它。你可以抓着一条腌黄瓜，一路握着到医生那里去，再一路握着回来。"

第三天，她气冲冲地到办公室来，这回没有哭，她问我：

"你为什么没告诉我，在诊所时也要握着腌黄瓜？"

我说："那是你的责任，不是我的。现在，我再给你另外一项任务，今天下午，我要你去爬女人峰，明天再来向我报告。"

第二天她回来了："我登上了女人峰，在离峰顶 15 米左右的地方，我找不到小路，于是还爬过了一大堆崎岖的岩石。等我终于爬到山顶时，第一次感受到了成就感，仿佛完成了什么大事，明天我还要再去爬一次女人峰，这回我一定不会找不到路了，我会再回来向你报告的。昨天下山时我一直感到纳闷，我怎么可能会找不到那条路呢，那是不可能的呀。"

第二天她又来告诉我，她成功攀登了女人峰，感到很有成就感。

之后又很久她没有再来，等再次出现时，她告诉我："我觉得，我先生更像是和我婆婆结了婚，他在家里什么事也不做，既不会修理漏水的水龙头，也不会做最简单的家务。但如果他母亲在半夜一点打电话来，他会赶紧穿上衣服，开车穿越整座城市，去帮她修理漏水的水龙头，或者帮她挂一幅画。可是他在家里就不会做这些，我如果不请水电工人或木匠来帮忙，就得自己动手。"

我说："嗯，你的丈夫应该做你的丈夫，而不是他母亲的丈夫。"

她说："我不喜欢我婆婆，她会在下午四点钟出现在我家门口，有时候还会带着客人上门来，要求我给他们做一顿非常丰盛的晚餐，我必须出门去采购必要的食材，再赶回来为她和她的客人煮饭。每次当我坐下来跟他们一起用餐时，都感到反胃想吐。"

我说："我认为，你的婆婆在下午四点钟上门要求你做一顿丰盛的晚餐，这实在是很没有礼貌，所以下次她出现时，你可以照常把晚餐做好，但等到吃饭的时间时，你不要坐下来，而是告诉他们，你那一天临时有个重要的约会要出门。然后你出门，随便去哪里都行，哪怕是去汽车电影院看场电影也可以，总之混到十一点再回家。"

几天后她又回来了："我婆婆、我先生和一帮客人在四点钟上门来了，要求我做一顿丰盛的晚餐，所以我听从了你的建议，帮他们做了一顿盛宴，等到要坐下来吃饭时，我告诉他们我有重要的事要出去，然后就走了，然后我一直到十一点才回家，却发现我先生和婆婆又用惯用的伎俩——他们灌醉了客人，那些人把餐厅地毯吐得到处都是污物，我不得不收拾残局。"

我说："我认为，在餐厅地毯上呕吐的客人，或是放纵他们这么做的人，都没有资格在任何时刻享受特殊的晚餐。"

她回答："我想也是。"

她又来找我时说："我几乎承担了家里所有的开支，我丈夫只偶尔买些食材回来，还是缘于他想要我做点特别的菜品。他打算带我去圣地亚哥参加律师年会，可是我不想去。"

我说："你先生既然想带你去那儿，那就让他这么做，等你回来后再告诉我你玩得开不开心。"

她回来后向我汇报："我想住有游泳池的旅馆，我丈夫却告诉我，街对面的旅馆比较有情调，所以我们住在了没有游泳池的旅馆。我实在看不出那里有什么情调，我在那里住了一个星期，还付了 1000 美元的住宿费，此外餐费也是我掏的。对了，有一天我们下楼去餐厅吃饭时，一岁半的女儿撞上了高脚椅，哭闹了一下，我丈夫就当众打了她一巴掌，这让我感觉很出丑。"我说："你的先生是律师，他应该比谁都知道虐待儿童是违法的，我认为他那样做就是虐待儿童，并且我想，如果他进一步虐待儿童，法律也会要你为此负责的。"

她说："我想也是，我再也不会让他打我的小孩了。"

几个星期后，她又来看我："我丈夫每年总会欠债几次，每次大概是 2000 到 5000 美元，他会央求我卖掉一些有价证券来帮他还债。"

我说："一个年薪 35000 美元的男人，还让太太帮他支付所有的生活开销和所得税，他应该用自己的薪水来还债。"

她说："我想也是，我再也不卖证券了。"

我补充道："假如你总是这么卖的话，25 万美金也撑不了多久。"

几周后她又来看我："我先生每年总会要求我跟他分居两三回，可又不是真正的分居，只是他会突然消失，我不知道他上哪儿去，也不知道他在什么地方过夜。"

我说："我想你应该跟他坦诚以待，假如他要求跟你分居，那么就认清事实，跟他分居，告诉他：'好，你要分居可以，多久都可以，但是这一次要玩真的，我不会再给你做饭，而且，我会把所有门窗的锁都换掉。'"

过了大约半年，她跑来办公室问我："我有没有离婚的理由？"

我告诉她："我是精神科医生，不是律师，不过，我可以推荐一个可靠的律师给你。"她记下了律师的名字，火速离了婚。

大约半年后，她又来了，一进门就对我说："你用暗示的方式骗了我。"

我问："我怎么骗了你？"

她说："我跑来问你，我有没有充分的理由离婚，你说你只是个精神科医生，不是律师，然后，你给我介绍了律师，他帮我离了婚。我每回想到跟那个无赖维持了七年的婚姻就想吐。"

我说："假如我一开始就让你离婚，你会怎么做？"

她想了想，说道："我会替他辩护，然后继续维持这段婚姻。"

我点头："没错，就是如此。过去的这六个月，你都在做什么？"

她回答道："我在离婚后马上找了一份新工作，我很喜欢这份工作，再也不哭了。"

当她握着一根腌黄瓜，告诉自己的丈夫他是个天生的输家时，当她的丈夫允许妻子这么称呼自己时，她就走上了醒悟的起点。每回她跑来向我抱怨丈夫时，她就更加明白她丈夫确实是个天生的输家，这种醒悟逐渐清晰，最终让她决定离开这个男人。

至于我，我第一次和这个男人见面时，就当着他的面拨通了他妻子的电话，并且告知他是输家的事实。因为我确实认为，他就是个输家，他在结婚的七年中，无所不用其极地利用自己的妻子，却可以带自己的妈妈出去吃饭，并在凌晨一点为她去修水龙头，这种男人是不会改变的，他还是他妈妈的小男孩。而离婚后，他失去了妻子、家庭，还必须花自己的钱来养活自己、抚养小孩，并且支付自己的所得税。

曾经有学生问我，是否觉得这个男人永远都会如此。我的回答是："他是不会让任何人解放他的。他永远都不会做好这种准备。"

故事点评：

艾瑞克森常会提到一个词，叫作"职业病人"，他认为，有些人从来不想改变自己的现状，就像前面提到的拒绝爬女人峰的女士，以及这个故事中的这位律师。身为一位年薪可观的律师，他宁可被别人称为天生的输家，也不愿意改变分毫，这充分表明了，在心理治疗中，动机依旧是决定性的因素。从艾瑞克森与他第一次见面起，就看出了他禀性难移。

下面这两个故事，同样说明了动机的作用。

艾瑞克森的故事：戒酒的决心

一位非常阔绰的男士来找我，希望我帮他戒酒。

我说："首先，我得对你做些基本的了解。你结婚了吗？"

他的回答很特别："比结婚还要好。"

"我不懂你的意思，什么叫'比结婚还要好'？"

"我是说，我和妻子在远郊有一栋专门用来度假的别墅，那里景色宜人，别墅装修得美轮美奂，我和妻子经常去那儿。我们只需要把钓竿从卧室的窗口伸出去，就可以尽情垂钓小溪中的鳟鱼了。别墅没有装电话，远离一切现代文明，但是设施一应俱全，我在那儿储存了各种食物，甚至还有所有品牌的烈酒。每年夏天，我和妻子总要赤身裸体在那儿待上两三周，尽情享受美好的生活。"

我说道："太好了，我觉得这个环境特别适合你戒酒。你让你的妻子开车去别墅，把所有的烈酒和你的衣服全部打包带走，带回凤凰城来。之后，她需要请一位朋友开车把她送回别墅，然后拜托朋友把她的所有衣服也带回来。你俩可以彻底地快活两三周，每天钓鳟鱼，还完全不会受烈酒的诱惑。我想，你应该不至于只为了买一瓶酒，就赤身裸体地步行十几公里吧。"

他马上表示："医生，我觉得我并不是真的想要戒酒。"

虽然我提供了一条近乎完美的戒酒之路，但"你的酗酒患者"必须真心实意地想要戒酒才行。

故事点评：

通过强调"你的酗酒患者"这个词，艾瑞克森再一次指明

了他的治疗信念——心理治疗师一旦接受了患者，就应该承担
起协助患者成长的责任。如果治疗师接受了一位酗酒患者，这
位患者立即就会变成"你的酗酒患者"。文中这位男士拒绝了
艾瑞克森的治疗方式，因此，他并没有成为艾瑞克森的患者，
他的酗酒问题也就无法得到解决。

艾瑞克森的故事：美好的离婚

　　一位男士告诉我："我是个独生子，父亲是位严苛的基督教
牧师。从小我就被告诉吸烟是罪恶的，看电影是罪恶的，我简
直就是在一个处处被视为罪恶的环境中长大的，很多事都不能
尝试。在医学院上学的时候，我每天都小心翼翼，后来，我结
识了相同教派中另一位牧师的独生女，她的成长背景和我没什
么两样，我们坠入了情网，双方家长也很满意，替我们安排了
一场美妙的婚礼，甚至连蜜月的旅馆都替我们订好了，他们中
有人曾在那儿度过蜜月，但那里离我们的住处有230多公里。

　　"印第安纳州的冬天很冷，气温一直在零度以下。傍晚，
我们举行完婚礼，大伙享用了一顿美好的晚宴，大约到了晚上
11点，我和新婚妻子开车去了那间蜜月旅馆，没想到车才开了
3公里，车里的暖气就坏了，当我们到达目的地时，我整个人
都冻僵了。我俩又累又难过，车子也坏了，我还必须给它更换

备胎，我甚至不知道自己能不能把车修好。

"到了旅馆，当我打开房门时，我俩面面相觑，刹那之间都不知道该怎么办。我们都知道接下来该做什么，但我们实在太累太冷了，心情又很恶劣。后来，还是我妻子先把手提箱放好，并且打开了浴室的灯。

"我们两个人沉默地轮流洗漱，然后摸着黑爬上床，我俩一言不发地躺在那儿，虽然知道接下来该做什么，但当时我们只想先让自己不那么疲累、寒冷。一整晚，我们各自躺着，睡得也都不怎么好。一直到了第二天的上午11点，我们才勉为其难地完成了新婚之夜的任务，但彼此都感受不到一点愉快。没想到，这么无奈的初夜竟然让她怀孕了，那之后，我们虽然想要学一些这方面的事，但一切都太迟了。我俩于是开诚布公地谈了一场，决定等她分娩的六周后，我们就签字离婚。我希望我们能愉快地离婚，我会提供给她和孩子赡养费，他们会搬回娘家去住，但我真是不知道自己以后该怎么办。"

我表示："这确实算是悽惨的婚姻。你们本来就不适应，如今再加上怀孕这件事，让情况更复杂了。我建议你们在一种温暖而友善的氛围中离婚，让我告诉你怎么做。"

我告诉他："你到底特律去，找一家饭店订个房间，房间里要有能供你们二人独处的小餐厅。在你妻子分娩六周后，你雇一名保姆照顾孩子，向你妻子解释你们要温暖且友善地离婚。然后带她到史达勒大饭店去，在那里你们要好好享受一顿美妙的烛光晚宴，不管花多少钱。记住，还要开一瓶香槟酒，这可是我作为医生的指令，你们俩必须共饮一瓶香槟酒。

"用过晚餐后，应该还不到晚上10点，你去柜台拿房间钥匙，当服务生把你们领到房间后，你就给他5美元的小费。打开房门后，请你抱起你的新娘走过门槛，并顺手关上房门。然后，抱着你怀里的新娘走到床前，将她温柔地放在床上，对她说：'请允许我与你吻别。'随即轻柔地吻她，而且告诉她：'这个吻是我给你的，现在，你得再亲吻我一次。'亲吻的时候，把你的手滑向她的膝盖处，然后继续向下，替她把一只鞋脱掉。接着，你再向她表示：'让我们互相吻一次。'你的手再度下滑，替她脱去另外一只鞋。然后，在香槟酒及内分泌腺的作用下，一切将会顺其自然地发展。脱去她的上衣时，请亲吻她，脱去她的长裤时，也别忘了亲吻她。"

几年后，当我受邀到埃默里大学演讲时，一位年轻男子走上前来，对我说："我和妻子非常希望邀请你共进晚餐。"

我解释道："我的机票并不允许我留那么久。"

他说道："她一定会非常失望。"

我十分不解，为什么这个家庭会因我无法共进晚餐而失望？

他开口道："看你的表情，好像不认识我似的。"

我承认："我确实不记得与你见过面。"

他这才提醒我："你应该记得，你曾建议一位想离婚的男人与妻子去底特律的史达勒大饭店共享烛光晚宴。"

"没错，我记得！"

他笑了："我们现在已有了两个孩子，而且第三个孩子也快出世了。"

当一对夫妻告诉你他们想要离婚时，也许他们并非真的想要离婚。

故事点评：

这对夫妻都有着僵化而受压制的教养背景，他们需要非常直接且明确的引导，才能克服自小养成的内在限制。他们尊重权威，所以能够毫不迟疑地遵守直接的指令。

通过这个故事，艾瑞克森同时传达出许多重要信息，最明显的信息就是：**促使某个人改变的最佳方式，就是让他去做他已经在进行或准备进行的事**。随后，你再适时加入一些与其过去习惯不同的信息，比如场景与氛围的改变。而且，给予指示或提供信息时，你必须毫不迟疑。

艾瑞克森深信，所有人的内在都藏着解决问题的能力与资源，很多时候，我们需要的只不过是深度看见这些能力与资源，然后做出一点轻微的改变，由此激发出强烈的刺激。

艾瑞克森的故事：获得新视野

一位精神科医生在宾夕法尼亚州工作了足足三十年，却仍然没有建立起一套很好的治疗方式。他结婚六年了，他的太太也不快乐，因为她不喜欢自己从事的工作，但是为了补贴家用，又必须坚持下去。而这样做的结果就是，六年来，这位太太每周得见三次精神分析师，后来经人介绍，他们来找我进行夫妻治疗。

聊了一阵后，我问他们："这是你们第一次到西部来吗？"他们点头称是。我说："凤凰城有许多景点值得你们去瞧瞧。既然这是你们第一次来，医生，我建议你去爬女人峰，花三个钟头去爬，而太太，我建议你去植物园走走，在那儿也待上三个钟头。明天你们回来告诉我玩得怎么样。"

第二天他们来了，医生显得非常高兴，他说爬女人峰是他至今做得最棒的一件事："我的眼界和对生命的视野，都从此大大改观了。"他从来不知道沙漠能像凤凰城这里的模样，他为此雀跃万分，说一定要再去爬一遍。

我问太太植物园如何。她说："我听你的话在那儿待了三个钟头——这辈子最无聊的三个钟头。到处都是千篇一律、老掉牙的玩意儿，我发誓绝不再踏进植物园半步了。"

我说："既然如此，今天下午，换医生去植物园一趟，而太太，你去爬女人峰。明天你们回来再向我报告。"过了一天他们来见我，医生依然很兴奋："我太喜欢植物园了，那里真是太棒了，让人叹为观止。看到有那么多不一样的植物无视严峻的气候——整整三年没有雨水，加上持续的高温——实在太让我吃惊啦。我还想再去几趟植物园。"

我转向他太太。她抱怨道："我爬了那座破山。沿途每走一步，都在咒骂那座山，咒骂自己，但是大部分时间都在咒骂你。我实在搞不懂自己怎么那么蠢，竟然答应你去爬山，真是无聊透了，我真恨自己干了这桩蠢事。不过，我还是爬到了山顶，有那么几分钟，我稍微感觉有一丝丝满足，但是并没维持太久。我下山时，又一路诅咒你、诅咒自己。我对天发誓，再也不要当傻瓜去爬山了。"

我点点头："好。我指派的任务，你们都办到了。今天下午，你们各自挑一个地方自己去，明天再回来向我报告。"

隔天一早他们就来了。医生说："我又去了植物园一趟，还想再多去几趟，那真是一个让人惊喜不断的地方，我都舍不得离开。"

我转向他太太。她说："信不信由你，我又去爬了一遍女人峰。唯一的不同是，这回我骂起你来更流利了。我还咒骂自己是大笨蛋，上山时边走边骂。我在山顶上时，还是感到了一丝短暂的满足，但我一发觉自己这么多愁善感，就赶紧一边下山，一边咒骂你和我自己。"

我说："那好，很高兴听到你们的报告，现在我可以宣布，你们的治疗大功告成了。你们快去机场，回到宾夕法尼亚州去。"

他们真的走了。几天后，我接到那位医生打来的电话。他说："我的太太在另一部分机上。她已经诉请离婚，我要你劝她打消这个念头。"

我回答道："你们之前从没提过离婚这档事，我需要你们回答几个问题：搭飞机回宾夕法尼亚州的路上，你们两个人有什么感想？"

他们两个人都说："我们感到很恍惚、困惑又匪夷所思，很纳闷为什么会去找你。你什么也没做，只叫我们爬山、去植物园。"

医生随即告诉我，回到家之后，他太太告诉他："我要开车去兜兜风，想清楚一些事。"医生表示赞同，而且自己也开车出去兜风了。

医生太太告诉我："我兜了几圈后，直接去了我的精神分析师那里，把他给炒了，然后，我就去找我的律师诉请离婚。"

医生则说："我兜了几圈之后，也跑去我的精神分析师那里，把他给炒了，然后回到自己的办公室，开始动手整理病历，把漏掉的病历一一填上。"

他们现在已经离婚了，那位太太也换了自己喜欢的工作。她早就厌倦了日复一日攀登婚姻的高山，登顶的暂时满足并不是她想要的，她的全部故事就是象征。

但这并不是最后的结局，他们的精神分析师——噢，对了，他们的精神分析师是同一个人——也跑来找我，还带着自己的太太。这对夫妻和我谈了一阵子，然后，他们也离婚了，各自过着快乐的日子。

故事点评：

曾经有人对艾瑞克森"未卜先知"的能力感到惊讶，问他是否早就预知到了他们将要离婚的结果。艾瑞克森说，当他们第一次见面时，他就从他们的讲述中捕捉到了一些重要信息，那位医生自己的诊所经营惨淡，而他的太太每天都不快乐，不喜欢自己的工作，还接受了长达六年的精神分析。这些信息已经足够了，不需要再额外知道什么。为了让他们看见自己的内心，艾瑞克森采取了一系列象征性的心理治疗，他要他们去找点事做，以此他获得了关于生命的新视野，她则得到了关于无聊的新视野。

艾瑞克森并未采取传统的、井然有序的心理治疗程序，诸如采集历史、挖掘对方所有的问题、教导患者采取正确的行为方法等，他始终认为真正起到治疗作用的是患者本人，治疗师只不过是提供氛围而已。

艾瑞克森的故事：扮鬼脸的效果

12岁已经不算是小孩子了，然而，我却曾经对一位12岁的女孩用过一种颇为孩子气的办法。这个女孩打电话告诉我："我还是个婴儿的时候，就得了脑中风，如今我不知道怎么移动自己的双臂，你能把我催眠，然后教我如何活动胳膊的肌肉吗？"

我请她的母亲带她来接受治疗，她的母亲马上照办了。我仔细观察这位女孩，以 12 岁女孩的标准来看，她的胸部发育得非常好，只是，右边的乳房被压在手臂之下。

我仔细观察了她的肌肉状况，然后告诉她：她必须一日三次坐在镜子面前，每次 20 分钟，她必须裸露着上半身，对着镜中的自己扮鬼脸，向下拉扯自己的嘴角。

女孩问我："我必须坐在镜子前吗？"

我说道："那你想要坐在哪儿呢？"

她表示："我想要幻想一下，自己正在上电视节目。"

从此，她每日都在幻想中的电视机前，观赏着自己出演的幻想节目，同时，进行着我指定的肌肉运动。她很享受这样的过程。

当你开始移动某块肌肉的时候，肌肉的运动就会不断扩散，牵动其他的肌肉。你可以试着移动一根手指头，然后你会发现，这类简单的动作会无意识地扩散。由此，这个女孩的手臂逐渐恢复了功能。

如今，她右边的乳房早就摆脱了手臂的压制，回到了它该在的位置。当年的小女孩，已经成为一位成功的执业律师。

故事点评：

艾瑞克森一如既往地尝试引发出极小的改变，从嘴角运动，一直扩展到牵动手臂肌肉。艾瑞克森运用解剖学促使患者收缩她的胸肌，随即连带着牵动她的手臂肌肉。然而，为什么艾瑞克森不直接指向问题的核心，让女孩练习运动手臂的肌肉呢？因为他知道，她早已经有了强烈的抗拒心理，直接的方式必定不会管用，而对于如此间接委婉的方式，她却拒绝不了。

艾瑞克森的故事：幽闭空间恐惧症

某位患者患有幽闭空间恐惧症，她无法忍受待在密闭的小房间内。小时候，她的母亲曾将她关在储藏室作为惩罚，母亲关上门，故意在门外将脚步踩得"咔嗒"响，让她以为母亲已经遗弃她离去了。从那以后，她就对密闭空间产生了恐惧。

我要求她尝试待在我办公室的藏书室内。她马上表示："藏书室的门必须完全敞开。"

我说道："与其百分之百敞开，不妨试着只差一毫米就完全敞开，怎么样？"

她同意了，于是，她待在了只差一毫米就完全敞开的小房间内。之后，我们逐渐掩上门，先是两毫米、三毫米、一厘米，然后是掩上半寸、一寸……她就这样一直待在我的藏书室里，逐渐将房门缓缓掩上。在这个过程中，我一直留意她的反应，发现当房门只剩下一寸的小缝隙时，她依然能握着门把手，表现得很安心，最后，房门完全关闭了，她仍旧能在密闭的空间里顺畅呼吸，当然，她还握着门把手。

于是，我建议她不妨试着从钥匙孔往外看，既然她能从钥匙孔看见外面的情景，自然也就不必再抓着门把手不放了。

故事点评：

幽闭空间恐惧症生动地展示出患者内心衍生出的局限究竟在哪儿。艾瑞克森无意进行探讨各种恐惧症的成因，他关注的焦点在于，协助深受其苦的患者从令人窒息的压迫感中解脱出来，超越自身的恐惧限度。

艾瑞克森通过这个故事告诉人们，面对艰难的困境，应该逐步予以攻克——先是加以想象，接着，再逐渐关上房门，随后，如法炮制地应付另一扇门。

艾瑞克森的故事：星辰的界限

一位天文学教授找我时，正好是严冬时节，但他不仅不把大门关上，还故意将我办公室的房门也推开了。除此之外，他连我办公室的窗户都没放过，他拉起了百叶窗，将窗帘卷起来，然后推开了窗户。

他说道："我应政府的邀请，要去婆罗洲拍摄日全食，但是这么多年了，我一直被幽闭空间恐惧症困扰着。我到婆罗洲去不但得搭飞机，还得坐火车、乘船、搭汽车，而且，我必然会做很多暗房里的工作。你能治好我吗？再过两个月，我就要出发了。"

我要他好好想象一下，想象某扇门关着的情景，在催眠状态中，他终于能安然地想象关上一扇门的情景了，接着，我又要他想象另一扇门也关起来的情形。再之后，则是窗户。

他前往婆罗洲，圆满完成了拍摄日全食的任务。

当他在催眠状态中成功想象房门关闭的情景时，我确实起身关上了房门，然后随着他的想象，我又逐一关上了其他门窗。而在真的关门之前，我会将敞开的房门称为墙上的"裂缝"，对他说："现在，让我们修补好这道裂缝，一点又一点地，让它在这堵结实的墙上消失。"

如果你也有幽闭空间恐惧症，必然会渴望生活在门户大开的环境中。我却会转变你内心的图像，让你在催眠中看到墙上宽阔的裂缝。

这便是催眠治疗的优势。你可以让处在催眠中的人将宽敞的大门当成墙壁上的裂缝。在他们进行内心想象转换的过程中，门户必须大开，而当他们终将门户视为墙上的裂缝时，你便可以缓缓地合上那一道道裂缝。

而那位天文学教授在到达婆罗洲拍摄完日全食后，就迫不及待地进入暗房冲洗照片了，他急着看到婆罗洲的美景。第二年冬天，这位教授的妻子前来拜访我，她告诉我："感谢老天，今年冬天我终于能在睡觉时把门窗都关上了。"

故事点评：

在这个故事中，艾瑞克森帮助患者逐渐忍受越来越"封闭"的处境。

在之前另一位患者的故事中，艾瑞克森选择在实际的情境内演练，逐渐减轻患者恐惧的程度。而在面对天文学教授时，艾瑞克森却采取先幻想的办法，教授的幻想，通过艾瑞克森起身关闭房门和窗户得到了印证。艾瑞克森不仅确实关闭了原先敞开的门窗，还通过催眠暗示，在坚固的墙壁上制造出了"宽阔的裂缝"，由此可见，他不仅能够掌控患者的恐惧感受，还能改变对方的知觉，通过转移其视觉幻象以达到目的。他将宽阔的裂缝的幻象与开阔感受连接起来，接着，他暗示患者，即使"宽阔的裂缝"逐渐消失，原有的安全舒适感也依然存在。

艾瑞克森的故事：琴键上的血迹

一位医生有两个儿子与一个女儿，他决定让大儿子亨利继承自己的衣钵，成为一位医生，而他妻子却认为大儿子应该成为钢琴家，并规定他每天必须练琴4个小时。亨利想要逃离母亲的严苛要求，于是使劲啃咬自己的指甲，这样他在弹钢琴时便会在琴键上留下斑斑血迹。没想到，他的母亲是个铁石心肠的人，即使这样也要求他必须接着练习。亨利只好继续啃咬他的指甲，但再多的血迹也无法让练琴中断，每天仍然必须练上4 个小时，否则就不能去上学。他很喜欢学习，所以只能去练琴，从中学到大学，一路忍耐了过来。

大学毕业后，亨利的父亲强迫他进入医学院就读，但亨利百般不情愿，想尽办法让自己退了学。没想到他的父亲人脉深厚，很快将他转入另一所医学院，亨利很想攻读政治学，于是他故意在考试时作弊，让自己被所有医学院都列入了黑名单。他的父亲只好带他来见我："将他催眠，让他停止啃指甲。"

此时的亨利已经 26 岁了，他告诉我："我想研读政治学，但我的父亲不愿意提供我任何经济支援。"为了生活费和学费，他在殡葬行业找到了一份工作，但他对这份工作恨之入骨。

我告诉他的医生父亲："我会照顾好你儿子的，我自有一套治疗的方式。"

那位父亲回答："我不在乎你用什么方式，只要能让亨利的指甲恢复原状。瞧他那可怕的手指头，这样怎么去医学院。"

我问亨利："你对自己咬指甲的这个习惯是怎么看的？"

亨利回答："这是我从小养成的习惯，估计是我在睡觉时养成的，我也不想把指甲弄成这样，它们看上去实在太丑了！我真不想让那些美丽的女孩看见我的手指。"

我说道："亨利，你有十根手指头，我相信，九根手指的指甲就足够你磨牙了，你应该空出一个指甲不啃，专心啃另外九个就行了。"

亨利想了想："很有道理。"

我继续说："事实上，你空出两个指甲也没什么，啃其他八个就行了。"

亨利立即明白了我话中的意思："我知道你想要干吗了。你想让我一点点减少啃的指甲数量，最后告诉我只啃一个手指甲就行了。我真是蠢，竟然掉进了你的圈套。"

没多久，他的十个手指甲就都恢复了正常。

我随后对他说："亨利，你的父亲不再给你经济上的支持，你必须自力更生。但据我所知，即使这样，你每天依然会练四个小时的琴。"

他解释道："我热爱音乐，但憎恨钢琴。可我真的非常热爱音乐。"

我提醒他："钢琴不是这世界上唯一的乐器。如今，你已经拥有了 22 年弹奏乐器的经验了。"

亨利马上醒悟过来："我要买架电子琴。"

他弹奏电子琴的技巧十分纯熟，他因此不断被邀请去婚礼和宴会演奏，并且，靠着这一技之长，他半工半读地完成了法学院的课程，而他的父亲因此对我十分恼火。

这位父亲还曾决定将他的二儿子培育成基督教圣公会的牧师，然而，二儿子却娶了一位犹太女子，还找了一份推销二手车的工作，并且成了个不折不扣的酒鬼。

家中唯一的女儿也被父亲赋予过任务，规定她必须成为一位护理人员。但女孩16岁就离家出走了，跑去卡罗来纳州嫁给了自己的心上人。

看到亨利身上的改变，亨利的弟弟认为，如果哥哥可以凭着自己的力量攻读政治学，那他和犹太妻子也不必继续勉强过着憎恨彼此的日子。他俩早就受不了这段婚姻了，酗酒并不能解救他，于是，他选择了与妻子离婚。想做圣公会的牧师是不能离婚的，他表示："我根本就不是当牧师的料，我准备就以卖车为生，但我要转行卖新车！"事实证明，他确实选对了路，他的销售事业相当成功。

之后，这两位哥哥联手为年轻的妹妹与妹夫争取了权益，妹夫由此得以继续上大学，而且获得了很好的成绩，而妹妹也准备进入大学攻读学士学位，无论如何，他们有权共同计划两人的未来。

故事点评：

在这个故事中，父母的压迫性可谓彰显无遗。父亲非要儿子成为医生，母亲则一心一意逼儿子成为钢琴家，父亲甚至命令艾瑞克森："将他催眠，让他停止啃指甲。"即使亨利早已被列入了所有医学院的黑名单，固执的父亲却依然认定，一切都是亨利啃指甲惹的祸。

多年来，亨利一直以啃指甲的方式应对着父母的压制，但他并不认为父母应该为这种症状负责，只说这是他"从小养成的习惯"。

面对这样的一家人，艾瑞克森主动负起责任，呈现出"好父亲"的形象。他表示："我会照顾好你儿子的。"接下来，他采取理性的引导模式，让亨利获得了认同感，同时也不再压抑内在合理的期待与渴望。在心理治疗的过程中，艾瑞克森利用"双重束缚"的技巧（告诉他可以啃，却又不必去啃指甲），引导亨利自己承认："我竟然掉进了你的圈套。"亨利十分明白，如果他肯执行艾瑞克森的指令，既可以满足自己啃指甲的需求，又能让大部分的指甲安然无恙。换句话说，他被允许表达冲动，却同时可以将冲动只引向其中一个手指。接下来，艾瑞克森在弹琴这个问题上运用了同样的原则。他判断亨利确实喜爱音乐，因此鼓励亨利设法表达与满足自己的兴趣，同时，提示亨利选择属于他自己的乐器。而一旦亨利发现自己能随心所欲，他就有能力决定个人的前途，并且，利用早已具备的才华与兴趣让自己完成法学院的课程。

当亨利突破父母局限的牢笼，并且找到了比啃指甲更有效的反叛方式时，他就能帮助别人实现自我肯定。两兄弟最后甚至联手替妹妹向父母争取权益，此时，他们不仅有了联手的力量，也有了理性的价值与"健康"的目标。有趣的是，他们并未要求妹妹离开年轻的妹夫。相反，这位年轻的妹夫也被纳入了兄妹们的自我改善计划，这样的自我改善之道，也正是艾瑞克森极其重视的目标。

在此，艾瑞克森描绘出了史宾格所说的"连锁效应"，这样的效应可以在故事中每个人身上得以展现。亨利克服了啃指甲的习惯后自信心倍增，而充分的自信让他行事果断，最终能"选择自己喜欢的乐器"。而当某位家族成员从非理性的压制中获得解放后，其他的家族成员势必——破茧而出。即使是那对焦虑的父母，应该也能从对子女的过度关心中得到解脱。由此可见，在任何形式的心理治疗过程中，当事人的改变，终将影响与改变他所属"世界"或"系统"中的每一位成员。

重新构建

My Voice Will Go With You

——————

第六章

　　在心理治疗的专著中，有关重新构建程序的例子举不胜举。其中最经典的案例，莫过于维克多·弗兰克尔在其著作《死亡集中营到存在主义》中所描述的：当绝大多数狱友在绝望中相继死去时，弗兰克尔却一直规划着重获自由后自己将要公开演讲的内容——以集中营为题材的演讲。也正是靠着这些念头，他将自己身处的死亡深谷构建成了充满希望的地方，将各种垂死挣扎的体验，转化成了帮助他人克服心理与生理困境的宝贵信息。他看到了别人无法看到的可能。

　　当然，不少怀疑论者对此说法不以为然，他们认为，积极的思考模式与弗兰克尔后来的死里逃生之间，没有直接关系，而那些狱友走向死亡的原因，也未必就是因为放弃了希望。但无论如何，积极的思考模式让弗兰克尔保持了充足的精神与斗志，他的身体也因此深受激励，拥有了生机与活力。此外，弗兰克尔重新构建程序的方式，与他自己的人生定位相当一致。他确实重视教育，而且拥有丰富的演讲经验，因此，他希望把现实体验当作演讲的宝贵素材。

　　华兹拉韦克、韦克兰与菲什在《改变》一书中写道："重新构建，意味着改变原有的观念和情绪，或是改变对于当下处境的看法——将整件事放在另一个同样具备这些'事实'要素的框架中加以审视，从而彻底改变其意义。"

　　他们还特意摘录了哲学家伊壁鸠鲁的话："困扰我的并非是事物本身，而是我对它们的看法。"他们同时指出："我们对于世界的经验，总是基于我们对事物分门别类的认知过程。"

以及"一旦事物被归入某项类别，它就很难被同时列入其他类别。"如果用这些理论去解读重新构建的过程，那就是：一旦我们做到了深度看见，亲眼见到了"得以转换的类别属性"时，就很难再回到之前深受局限的"观点"。

以下这些故事，是艾瑞克森运用重新构建技巧的范例。

艾瑞克森的故事：提升他们的"长大情况"

我的儿子罗勃把他家改造成了两层后，他和妻子的卧室也搬到了二层，对此，他们的孩子——五岁的小道格拉斯与两岁的小佩姬——感到非常害怕，因为父母的房间和自己不在一层。罗勃向我讨教办法，我提醒他："道格拉斯的床比你们睡的床要短一些，是吧？"并且指出，他应该向道格拉斯强调"五岁已经是大孩子了"，同时还要让道格拉斯将自己的身长与父母的大床产生联想，相应地，佩姬则应该将自己的身长与哥哥的床产生联想。此外，我还叮嘱罗勃必须教会孩子们使用室内对讲机，以便随时与父母取得联系。

自此之后，两个小家伙睡得沉稳香甜，道格拉斯也不再闹着要上楼和父母睡了。

总之，和孩子们对话，重点必须放在强调自我、强调床的巨大以及他"是大孩子了"上面。

故事点评：

艾瑞克森的建议，充分迎合了孩子渴望长大的心态。孩子们被引导着脱离了害怕与无助的情绪，转而审视自身的不断成长。

与其让孩子们专注在自己失去的事物——比如父母的陪伴——不如引导他们展望未来。道格拉斯被引导着去观察父母的大床，这样他就会觉得，自己不久便可以大到占满整张大床，同样的，佩姬也会感觉随着自己越来越大，不久便可以占满道格拉斯的床了。

艾瑞克森的故事：赶时髦的滋味

我的女儿小学时的一天，放学回家后就迫不及待地告诉我："爸爸，学校中所有的女孩都流行啃指甲，我也得赶时髦才行。"

我回答："那当然，你一定不能落伍，我认为赶时髦对女孩来说非常重要。不过，你现在已经落后其他女孩很多了，她们早就拥有了丰富的啃指甲经验，所以，我认为要想赶上其他女孩，你得每天花足够多的时间咬指甲才行。我猜想你能每天啃两次指甲，每次 15 分钟，而且在固定的时间内练习，这样，你很快可以赶得上这波潮流了。"

最开始，女儿十分热衷于练习啃指甲，但很快，她不断推迟着练习的时间，直到有一天，她不再啃指甲，而且告诉我："爸爸，我决定在学校推起一个新的潮流——留长指甲。"

故事点评：

艾瑞克森坚持"与对方同一阵线"，帮助女儿追赶学校的风潮，但与此同时，他智慧地将单纯的赶时髦变成了让人难以忍受的严格考验。让症状保留比消失更让人厌烦，这就是艾瑞克森常用的去除患者症状的方式。

艾瑞克森的故事：最容易勾引的女孩

有位女孩在大学毕业的前一年来找我，她说："我母亲一辈子都被外祖母牢牢掌控着，因此，她发誓将来如果生儿育女，绝不会像外祖母那样支配孩子的生活。或许正因如此，母亲成了我最好的朋友，我从小学到高中，和母亲一直亲密无间，无话不谈。高中毕业后，因为我的信仰，所以去了加州的一所天主教大学，上学期间我依然与母亲保持着每周固定的两次通话，并且还要写上好几封信，她就像是我的闺蜜。"

说完了和母亲的关系，她忽然话锋一转："然而，我身上总有些地方不太对劲。当我进大学时，我的体重从 50 公斤快速涨到了 65 公斤，到了暑假回到家，又很快减到了 50 公斤，然而返回学校后，又迅速涨回到了 65 公斤，第二年暑假回家，再一次减到 50 公斤。到了第三年，我又陷入了同样的循环，现在已经是复活节了，我要回凤凰城过暑假，而且我也快要毕业了，实在无法忍受自己这么胖。但是我又管不住自己，我像是得了强迫症，一刻不停地吃着垃圾食物，你能帮帮我吗？"

我将她引入催眠状态，并和她讨论起了体重问题。而最终我发现了一件事——对于幼儿和低龄儿童而言，绝对不可能和上一代人成为真正的好友。

这个女孩从未交过任何男朋友，只要她与男孩走得近些，心里便会冒出诡异的感觉，让她立刻弃对方而去，但她又无法描述出那些感觉到底是什么。一直以来，她都会向母亲坦白一切心事，而我告诉她，她的母亲并非是她的闺蜜，她必须学会一些事——通过潜意识聆听我所传达出的信息，我稍后还会继续协助她，让她有机会在意识层面也能获取我的忠告。在轻度的催眠状态中，我向她详细解释了母亲为何不能成为女儿最好的朋友，事实上，她母亲正以一种与自己经历完全相反的方式掌控她。我告诉女孩，她必须仔细思考这件事，直到她真正有所领悟为止，同时我告诉她，那之后我们将会解决她的体重问题。

那年暑假，她回到了凤凰城，体重却只下降到了 55 公斤。

她回来后告诉我："你说得没错，我母亲确实在以一种与外祖母相反的方法控制我。外祖母与我们一起生活，她不仅控制我母亲，也同样控制我父亲，对了，我的父亲是个酒鬼。我母亲处心积虑地想要操控我，但我只想做个正常的女孩，我发现自己总有古怪可笑的感觉，而我并不了解这些感觉到底是什么。"

我告诉她："你是虔诚的天主教徒，却是最容易被诱惑的女孩。"

她的神情顿时十分惊恐："不，没有任何人可以轻易引我上钩。"

我说道："不妨让我向你解释一下，你具体是怎么被人引诱的，你可以考虑一下我话中的道理。假如我是个年轻男子，又想要引诱你，那么我第一次会邀请你出去玩，带你吃饭并且看电影，让你度过一段美好的时光。第二次约会时，我会告诉你，你在我眼中是多么美丽动人，对我散发出多么强大的性魅力。然而同时，我却依然对你尊重有加，并且让你再次领略了美好的约会时光。到了第三次约会时，我会开门见山地告诉你：'我实在很想得到你，但又知道你不是那种随便的女孩，所以，让我们暂时忘记这个话题，单纯享受美好的约会吧！'此外，我还会向你发出警示：'千万别答应我的第八次邀请。前七次约会我保证你都很安全，但千万别和我进行第八次约会。'

"接下来，你会拥有美好而安全的第四次、第五次和第六次约会，但在此期间，你的荷尔蒙却在持续运作，就这样到了第七次约会时，你的荷尔蒙效应将会到达巅峰。这一次，我会吻你的前额，并向你道晚安。我会等上一周，才向你发出第八次邀请，而事情后面的发展，相信你也很清楚了。"

她很赞同我的观点，认为事情必然会一发不可收拾。

我接着说道："现在，我们来讨论一下你的体重问题。这四年来，你已经养成了很不健康的生活习惯，但你不可能轻而易举改变它。我有个办法，等到圣诞节的时候，你给我一张你穿着比基尼的正面照片，而且，一定要在圣诞节那天亲手交给我。"

圣诞节时，她果真带着照片来了，脸上一片愁云惨淡："我拍照时候有 60 公斤，我真恨我自己。"

我告诉她："你确实有不少赘肉，我一点都不想保留这张照片了，你可以把它拿回去了。"

她说道："我也不想要它，我要把它销毁。"

一年后，她的体重下降到了 50 公斤左右，而且有了一位固定的男友。她欣喜地对我说："他将双手放在我的膝盖和肩膀上，而我现在终于知道，之前那些古怪的感觉是什么了。我不准备在天主教学校教书了，我要去公立学校找份工作。"

九月份的时候，她去公立学校做了一名教师，而且越发美丽动人。

故事点评：

根据艾瑞克森的解析，这位女孩在家时是位"小"女孩，但当她离家在外时，却变成了"大"女孩。艾瑞克森早已注意到了这个现象，却认为不必向对方点破，而至于艾瑞克森故意告诉女孩她很容易上钩，则基于两重考虑。首先，他借此充分吸引了女孩的注意力，以及对于挑战的好胜心；其次，他指出她拥有着正常的性感受——那些让她弃异性而去的"诡异感觉"，就是正常的性反应。在想象的世界中，艾瑞克森设法让她体验到了性反应逐渐累积的过程，由此，她对那些"诡异感觉"的态度被重新构建，最终能够积极地感受并思考它们的存在。

艾瑞克森利用故事"引诱"她之后，又坚持让她带上一张穿比基尼的照片来找自己。通过亲眼看见她衣着暴露的照片，艾瑞克森强化了这场关于"引诱"的幻象。她体会到了"情人"（艾瑞克森）排斥她"大"女孩形象的悲惨局面——他不仅直言不讳地说她有"不少赘肉"，而且嫌弃到连照片都不想保留。事实上，连她自己也厌恶臃肿的形象，准备将照片撕毁。而她与艾瑞克森互动的结果，就是她不仅改变了自我形象，也重塑了对于性爱的态度。

艾瑞克森的故事：走路健身

一位因病退休的警察告诉我："我身患肺气肿和高血压，还有，相信你也能看出来，我体重严重超标。我一直想再找份工作，但疾病让我力不从心。我知道自己饮酒过量，吃得也太多，但我是真的很想戒烟戒酒，并且有健康的饮食。"

我问他："你结婚了吗？"

他回答："没有，我是单身。每天我都是自己搞定三餐的，有时我还会去楼下的餐厅，下楼拐个弯就是。"

"原来下趟楼就能让你填饱肚子，那你又是去哪儿买香烟呢？"

他告诉我，他为了省事，会一次买上两大箱香烟。

我又问："你到哪里购买食品和杂货？"

"我很走运，楼下还有家小杂货店，我一直都是去那儿买做饭的材料、香烟和其他东西。"

"你去哪里买酒？"

"杂货店隔壁就有家烈酒专卖店。"

"我明白了，在你家楼下就有餐厅、杂货店和烈酒专卖店。跑步锻炼对你的身体或许会造成负担，但走路却不成问题，那你就应该这么做：每次只买一包烟，而且一定要走到镇子的另一头去买；需要购买食材和杂货时，不去楼下的杂货店，而要到一两公里之外的杂货店，这样你每天就能走三个来回了；至于饮酒，你想喝多少酒都没问题，但必须走到两公里外的酒吧喝第一杯酒，要想喝第二杯，必须再走至少两公里，换另一家去喝，后面的那些杯以此类推。你要是能做到这些，你的体形就能逐渐恢复正常了。"

他无比震怒，双眼瞪着我，像是要冒出火来，然后他大声咒骂我，咆哮着离去。

大约过了一个月后，有位患者来见我，并且告诉我："是一位退休警察推荐我来找你的，他说你是他所见过的'最知道自己在做什么'的精神科医生。"

我也由此得知，那位警察自那以后再也没有买过成箱的香烟，他由此应该能明白，自己走向商店是个有意识的举动，他自己完全可以掌控。就这例患者来说，我并没有要求对方节食、戒烟或戒酒，只提供给他走路的机会而已。

故事点评：

这位患者属于被迫重构了个人的行为。当他改变了在个人行为方面"不得已"的模式时，他也终于明白了之前艾瑞克森暗示出的："走向商店是个有意识的举动。"不光走向商店，走向任何地方、做任何事，其实都是可被自己意识控制的举动。

此外，艾瑞克森很清楚自己面对的是位常年听从命令的执法人员，他看出了对方行事的习惯，因此，他故意发出命令，并要求对方奉命行事，可以说，这也是个根据患者特质进行治疗的案例。而面对其他不同职业的患者时，这个方式倒不见得那么奏效。

艾瑞克森的故事：汽笛豆

一天，有位女大学生在教室里写板书时，突然放了一个响屁。她立即转身跑出教室，回到住处，拉下了百叶窗。以后的很多天里，她都是用电话订购生活必需品，而且必须等到天黑才出门取货。后来，我收到她的来信："你愿意接受我当你的患者吗？"

我回信表示愿意，她却依然再次来信询问："你真的确定，愿意接受我成为你的患者？"我满腹疑惑，但还是再次回了信："是的，我十分乐意与你见面。"

之后过了足有三个月，她才鼓足勇气第三次来信："我希望能和你在天黑后会面，我不愿意让别人看见我。等我到你的办公室时，也请千万别让其他人在场。"

我和她约定在晚上十点半见面，见面后，她向我徐徐道出了她在教室中放屁以及后续事件。同时她告诉我，她以前是基督教徒，后来改信了天主教。听到这里，我开始质问她："你确实是虔诚的天主教徒吗？"她笃定自己相当虔诚，而后我花了足足两个小时，不断质问她到底如何证明自己的虔诚。

第二次见面时，我继续着我的质问："你既然坚决表示自己是虔诚的天主教徒，那你为什么要侮辱、愚弄你的主？别想否认，你确实这么做了，你应该为此感到无地自容！"

她当然想要辩驳我，我却打断她的话，表示："我可以证明你确实对主不敬。"之后我翻开了解剖学课本，向她展示了人体结构的图片，并且特别指出直肠与肛门括约肌所在的位置。

我说道："人类精通建造各种事物，不过，你认为人类有能力创造出能同时掌控肉体、液体与气体的瓣膜开关吗——而且只让气体能够自由释出？"我接着说道："只有主才能做到，你为何不愿尊重主的造化能力呢？"

然后我指示她："现在，我要你表现出对主热切真诚的尊敬。我要你烤一些豆子——那种被海军称为汽笛豆的东西，并且用大蒜与洋葱当调味料。当你吃光这些豆子后，必须赤身裸体并昂首阔步地在你的公寓中又唱又跳，同时毫无顾忌地放屁，充分享受主造物的奥妙。"

她确实按照我的指示去做了，一年之后她结婚了，我还专门去了她家探访她的近况。她怀抱着婴儿接待了我，其间向我表示"该喂奶了"，之后当着我的面解开上衣，露出乳房，一边哺乳一边与我聊天，整个人和过去截然不同。

艾瑞克森的故事：肉桂脸

一位曾因身体疼痛找我求助的女士再度造访，这次则是为了她的女儿，她说："我的女儿出了问题，她今年才8岁，却憎恨她的妹妹，憎恨我，憎恨她的爸爸，憎恨她的老师与同学，甚至连邮差、送奶工和加油站的工人都憎恨。她几乎视所有人为眼中钉，她还憎恨她自己。我想尽办法说服她暑假去堪萨斯州拜访祖父母，她却表示自己十分憎恨祖父母——即使她从未见过他们。"

我问："她到底在恨什么？"

"她脸上长满了雀斑，学校里的孩子都叫她'雀斑姑娘'，她恨死了那些雀斑。"

"你女儿现在人在哪里？"

"她待在外面的车里，就是不肯进来。她恨你，因为她满脸雀斑。"

我说："去把你的女儿带进来，哪怕使用武力。将她直接带到这儿来。"

我坐在书桌后等她们，这位母亲把女儿带了进来，但并未使用武力。小女孩站在门口看着我，双拳紧握，下巴突出，眼里直冒火，像是随时想和人打一架。

　　我望了她一眼，说道："你是个小偷，你偷东西！"

　　听我这样诬陷她，她几乎要和我拼命。她尖叫着说自己不是小偷，也从来没有偷过东西。

　　我则反驳她道："错不了，你就是个小偷，你偷东西！我甚至知道你偷了什么，我还有证据！"

　　她大声抗议："你才没有证据！我从来不偷东西！"

　　我不紧不慢地告诉她："我甚至知道你是在哪儿偷的东西，偷了什么。"

　　女孩气得七窍生烟。这时我说："让我告诉你答案。你当时在厨房的饭桌前准备餐具，把手伸到了饼干罐中，罐里装着肉桂饼干、肉桂面包和肉桂卷，你一不小心，就把肉桂撒在了自己的脸上——瞧你这张肉桂脸。"

　　这已经是两年前的事了。

　　她所需要的，只不过是对自己的雀斑产生正面的情绪反应。而当时我故意激怒她，并且不断增加她的怒气，这样才有可能让她对自己的雀斑产生良好反应。我告诉她，我知道她在哪里偷东西，偷了什么东西，而且我还有证据，因此，当一切真相大白后，她自然就会松口气——小偷指控原来是个玩笑——整件事由此变得十分有趣。我让她的雀斑有了一个可爱的新名字，而她也确实喜欢肉桂卷、肉桂面包和肉桂饼干。在整个过程中，最具治疗功效的关键因素，正是她自己的情绪、她自己的想法和她自己的反应，尽管她本人对此一无所知。

故事点评：

艾瑞克森曾对"肉桂脸"的故事做出过自己的点评："你应该明白，其中的关键不是你做了什么或说了什么，而是患者自己做了什么，以及他自己所领悟出的重点。"

而我则有幸亲眼看到了"肉桂脸"寄给艾瑞克森的卡片与短笺。她是这么写的：

亲爱的艾瑞克森先生，我读了那些你寄给我的"疯狂"来信，今天一直在想你。你近来好吗？我会记得送你一张情人节卡片的。今年我已上六年级了，你可能已经不太记得我了，不过，如果你看到我的绰号，就一定会想起我来。

背面则写着：

我的名字是——肉桂脸。现在我要停笔了。再见！

肉桂脸敬上

卡片上，由三种深浅不同的紫色绘制出图案。此外，她还附寄了一张彩色照片，照片中那个迷人的小女孩有着红棕色的头发以及红色的雀斑，笑得非常开心。

艾瑞克森的故事：干癣症

一位年轻姑娘告诉我："这几个月来，我一直在想办法让自己有勇气见你。你应该注意到了，即使现在是炎热的夏季，我却依然穿着高领的长袖衣服。昨天晚上，我看到家中的地毯上全是我的皮屑，今天早上更是看到满床都是，我知道自己必须去见精神科医生了。看看我这浑身的干癣，没有比这更糟的事情了。"

我说："你认定自己患了干癣症？"

她继续描述着她的烦恼："我憎恨自己裸体的样子，我的身体、四肢与脖子全都覆盖着干癣，一块一块的特别丑，甚至我随便抖一抖身体，就能掉上一地的皮屑。"

我表示："让我瞧瞧你身上的干癣。放心，我不会吃了你，你也不会因此死去。"

她同意了。我仔细地做了检查，然后告诉她："你的干癣，只有你想象中的三分之一而已。"

听到我的话，她有些生气了："我来向你求助，是因为你是医生。如今你却假意安慰我，故意说我病得不严重，我可是能看到自己身体的。"

我回答："你有许多情绪，但干癣却真的不多，顶多有你想象中的三分之一。你是个活生生的人，理所当然有许多情绪，远比你的干癣多上许多。你的全身都写满了你的情绪，而你却一直把它们称为'干癣'。"

她语气生硬地问我："说吧，我该付你多少钱。我会写张支票给你的，以后我再也不会来见你了。"

但两周以后，她打来了电话："我可以再与你谈一次吗？"

我回答："当然。"

这次见面时，她坦诚地告诉我："我要向你道歉，我想再继续接受你的治疗。"

我表示："你无须向我道歉。我做了正确的诊断，不必接受任何道歉。"

她点了点头："你是对的，我不该向你道歉，我应该为你的正确诊断感到高兴。我不再受干癣的折磨了，你看我的手臂，上面只剩几块干癣了，身上也是如此，而我却足足生了你两周的气。"

故事点评：

当艾瑞克森对女子表达出"你的干癣很少，情绪却很多"时，他将干癣与情绪画上了等号，并借此暗示患者：情绪越多，干癣就会越少；而干癣越多，情绪就越少。这样一来，她便会将情绪投射到艾瑞克森身上，对他生了足足两周的气。但两周之后她却发现，自己的干癣明显减少了，验证了她确实情绪多，而干癣少。

艾瑞克森很懂得如何通过挑战患者、困惑患者或是激起患者不满等方式，来协助患者找到应对事物的新标准。如此重新构建出的程序，往往能与当事人的心智结构与信仰实现高度统一。在"汽笛豆"的故事中，他设法确认对方在信仰上的虔诚程度；"肉桂脸"的故事中，他采取了适用于儿童的趣味方式；而当治疗干癣患者时，面对患者的敌意与竞争倾向，他则采取了挑战患者的方式。也正因此，那位深受干癣困扰的患者，终于得以意识到了自己内在的愤怒情绪，也意识到了艾瑞克森是对的。而在她的潜意识层面，则会联想到艾瑞克森的另一项判断或许也是对的——她的干癣可能只有想象中的三分之一。于是，她的身体立即有所反应，绝大部分的红疹就此消失。

而当"肉桂脸"听到自己被称为"肉桂脸"而非真的小偷时，她轻松地笑了，就像艾瑞克森所说的那样："整件事由此变得十分有趣。"而如此有趣的情境，即使当她离开艾瑞克森之后依旧存在，每当她想到自己的雀斑，就会忍不住笑，快乐的情绪代替了原本的憎恨与愤怒。

在"汽笛豆"的故事中，患者的处境被重新加以构建，由失控的窘境转变成了值得赞美与感谢的情境。她发现，自己应该拥有如此美妙的掌控能力，能够在排出气体的同时，保留直肠内的液体与固体物质。她甚至被鼓励特意去练习这样的掌控力，还要赤身裸体地在公寓里载歌载舞，欢庆造物主的神奇。

其实，如果从浅层原因分析起来，在艾瑞克森允许她尽情放屁时，就已经解除了她之前的自责——认为放屁是项可怕的罪行。但艾瑞克森也相当尊重她的禁忌，他建议她私下练习，而非在大庭广众公开放屁。

而在"汽笛豆"故事的结尾，艾瑞克森对患者进行了补充说明，短短一年后，她竟可以在与艾瑞克森聊天的同时给孩子哺乳。由此可见，她对自己身体的接纳，已拓展到了全部生理机能。

艾瑞克森的故事：重享鱼水之欢

我的治疗方式向来因人而异。曾经有一位医生向我求助："我的初夜是在妓女那儿度过的，那次经历让我厌恶之极，如今20年过去了，我都一直无法勃起。我想办法找来了不同类型的女人，给她们高额的报酬，让她们'让我勃起'，但都没有成功。如今，我遇见了一位心仪的女孩，我真心想娶她，而且也试过与她做爱。可尽管她善解人意，也很热情，我还是不能勃起。"

我建议他带着那位女孩来见我，先让我和女孩私下谈谈，然后再和他们两个谈话。

与女孩单独见面时，我对她说："请你每天晚上都和他同床共枕，但你要表现得十分冷淡，不准他以任何方式触碰你身体的任何部位。你必须严格遵守这些规定，不然治疗很难有效果。"

随后，我将那位医生也叫进了会谈室，当着女孩的面对他说："我刚才告诉了梅尔蕊，她每晚都和你同床，但是却绝对不让你亲吻或碰触她的乳房、生殖器官，以及其他身体部位。她会彻底拒绝你的任何亲密企图，而且这种情况必须维持三个月。三个月之后，你再来找我讨论你的问题。"

到了第三个月的月初，他已经按捺不住，"强行"与梅尔蕊有了鱼水之欢。

梅尔蕊是个非常迷人的女人，当患者遭遇的是由女友梅尔蕊所引发的不可能情境（而非因他个人引发的）时，他原本认定的事实，自此全部改观——是梅尔蕊让他们无法欢爱，而非他的错。也正因此，他的阴茎不再保持松软状态。是梅尔蕊，让事情变得不可能。

故事点评：

自从患者在妓女那里有了让他厌恶的"第一次"后，他尝试过雇用女人进行治疗，但却适得其反。艾瑞克森判断，他之所以性无能，是因为这些性关系来得太容易了。此后，通过患者女友的协助，艾瑞克森导演出一种完全相反的情形——性行为遭到了完全的禁止。

　　而在解析故事的过程中，艾瑞克森运用了含糊不清的指示。他最后说道："是梅尔蕊，让事情变得不可能。"听者不禁会疑惑，到底是什么"事情"变得不可能？是性爱吗？还是指性无能这件事？无论如何，艾瑞克森设法将患者的"敌人"由内心转移到了外在。如此一来，他也从对自己生气、攻击自己，转而变成了攻击自身之外造成"不可能"的因素——他的女友。也正因此，他在成功欢爱时，多少带着些"强行"的举动，但不用担心的是，一旦他经历了无勃起障碍的性关系后，便可以不带任何负面情绪地继续享受性爱。

艾瑞克森的故事：吸拇指的义务

　　有个 15 岁的女孩喜欢不停地吸吮自己的大拇指，她的父母在求助时唉声叹气，为女儿的古怪行为深感苦恼。女孩因为在校车上猛吸拇指，不仅惹怒了校车司机，也让其他孩子十分不满，而学校的老师们也对她的癖好怨声载道。

　　女孩来到我办公室时，同样大声地吸着拇指，一副旁若无人的模样。我让她的父母在另一间办公室等候，这样，他们也就听不到我对她所说的话："我想要告诉你，这样吸吮拇指实在太蠢了。"

　　她不以为然："你的口气和我父母一模一样。"

我说："你错了，你根本没明白我的意思。你这么做，是想让你的父母不舒服，而你的学校里有几千名学生，你却用吸吮拇指这种行为影响到了每一个人，至于你的父母，他们只有轻微的不适而已。如果你足够聪明，就会换一种让你父母更头痛的方式去吸拇指。

我建议道："我从你父母那里知道，他们晚餐后的活动都很固定。你的父亲会阅读报纸，每个版面都仔细地读，而你的母亲会先刷碗，然后坐下来做她喜欢的针线活。所以，你可以在今天吃完晚餐后，就坐到你父亲身边，花上 20 分钟使劲吸吮拇指，等你母亲刷好碗、拿起针线时，你就坐到她身旁去，继续吸吮拇指。为了保证时间，你可以准备个闹钟，请记住，你一定要尽情吸吮拇指，大吸特吸。我已经要求你父母绝口不提你吸吮拇指的事，所以，你可以安心享受激怒他们的快感，而他们绝不会有任何反应。

"而在学校里，你作为女生，总会觉得某些同学特别不顺眼，所以，你大可以利用吸吮拇指来对付他们。每当有你不喜欢的人看着你，你就立刻将拇指伸进嘴里去吸个够。你还是个学生，也一定有自己不喜欢的老师，每当你看见了让你受不了的老师，也要立刻把拇指伸进嘴里尽情吸一番，不过，对于那些你不讨厌的老师，就不用这么浪费力气了。"

不到一个月，女孩就发现生活中除了吸吮拇指，还有许多其他的事可以做。我使得吸吮拇指变成了一项非做不可的义务，而她一点也不喜欢履行义务。

故事点评：

当艾瑞克森指出女孩的父母拥有"固定的生活模式"时，他其实是在间接地让女孩意识到，吸吮拇指也是一种个人强迫性的行为。他暗示她应该停止"愚蠢"的吸吮方式——即毫无意识或目的的吸吮。相反，他鼓励她通过吸吮表达内在的愤怒，她吸吮拇指的行为由此被重构，不再只是一种无法掌控的"习惯"，而变成了沟通的有效形式——借以传达内心的愤怒。

就像艾瑞克森在治疗其他儿童时所做的，在这个故事中，他同样先将父母请出了办公室，然后才开始与孩子展开单独的会谈。就某种层面上说，他是尊重孩子的独立个体身份，就另一层面来说，他其实也是在对所有人内心的孩子说话。父母形象一向意味着威权压制、缺乏耐心以及接纳困难，只有先将父母放逐出去，才能杜绝他们干扰心理治疗。在这个层面上，艾瑞克森要求人们将内在过于严厉的要求、极度苛刻的"应该"都置之一旁，好让内心潜藏的孩子有机会现身、成长。他试图告诉我们，与其一味埋怨那些孩子气的冲动（如自发性、好奇心、爆发力与鲁莽的举动等），不如懂得如何挑战这些冲动，或懂得如何智慧地给予引导。当我们发现，自身的举动与他人的反应之间存在着密切关系时，我们就有可能像文中的女孩那样，中止某项特殊的行为。

这类"与症状对立下处方"的技巧，同样也可视为对阿德

勒心理治疗原则的具体应用。阿德勒曾说过："心理治疗就好像
在当事人的汤中吐唾沫。对方可以选择继续喝汤，但他们再也
无法安然享受汤的美味。"艾瑞克森将吸拇指的行为变成了患
者非进行不可的义务，就如同在这女孩的汤中"吐下了唾沫"。

以经验为师

My Voice Will Go With You

第七章

艾瑞克森的故事：不容易的六岁小孩

上个星期，我收到了儿媳妇的来信，告诉了我小孙女六岁生日后的事。在六岁生日的第二天，小孙女做错了一些事，被她母亲责备了一番，于是她有感而发："当个六岁的孩子可真难，我才只有一天的经验而已。"

艾瑞克森的故事：做梦实现心愿

当你晚上睡觉时，很可能会做梦。在梦中，你无法进行理智的分析，只能去经历梦中的一切。记得我曾拒绝给儿子蓝斯吃糖，我告诉他，他已经吃了很多糖了。第二天一早，蓝斯醒来后显得非常高兴，他告诉我："我把整袋糖都吃光了。"

我向他展示了依然装着许多糖的袋子，他认为这一定是我出门新买回来的，并且确信自己已把糖吃得精光。而事实上，他也确实吃光了糖果——在他的梦中。

还有一次，巴特取笑了蓝斯，蓝斯要求我去惩罚巴特，我拒绝了他的要求。第二天早晨，蓝斯说："我很高兴你狠狠揍了巴特一顿，但你实在没必要用那么粗的棍子。"因为做梦，他认为我已经严厉处罚了巴特，他将对于期待我严惩巴特的内疚感，转化成了对于我处罚过重的批评。显而易见，他的内心出现了某种转折。

有些人会因为想要用理性分析一切，因而无法轻易进入催眠状态。然而，他们却很可能在某个深夜梦见自己正处在催眠中。在梦中的催眠状态里，他们会做特定的事，第二天，他们还会告诉你："我梦见了解决问题的方法。"由此可见：**心理治疗的主要功能不外乎激发潜意识，充分挖掘并利用它蕴藏的各种智慧。**

故事点评：

经验的种类不胜枚举，做梦绝对是其中之一。在这个故事中，艾瑞克森同时指出：即使催眠无效，心理治疗的过程依旧能对当事人深有助益，患者可能会在回家后的梦中完成任务。而当听完这个故事后，那些习惯了理性分析的患者，很可能会看到自己的内心，继而在回家之后梦见自己处在催眠状态中。

艾瑞克森的故事: 学习在水中游泳

经验所提供的教育意义, 远胜过理性。当你趴在钢琴椅上比手画脚, 同样可以学会游泳的一切基本动作, 你还可以轻而易举地调整节奏、呼吸以及头部、臂部、脚部的动作, 让一切尽在掌握。然而, 当你真正下水之后, 却往往只能狼狈地一通"狗刨"。所以, 你必须在水中才能真正学会游泳, 只有在水中学会了游泳, 才算是真正学到了这项技能。

根据实践经验进行学习, 可以说是最重要的学习途径。只不过, 在求学过程中, 我们往往习惯站在意识层面用理性进行学习。然而在水中, 我们的一切举动却是在潜意识掌控之下的, 我们学会了在水中自然而然地以特定节奏转头、划水、踢水。不会游泳的人绝对无法知道, 在自由式游泳左右翻转身体的过程中, 双脚在水中是什么感觉, 水流冲上手臂是什么感觉, 将水吸入口中又是什么感觉。如果你曾经逆着水流游泳, 你注意到了背部飞溅出的水花吗? 如果你曾有过裸泳的经验, 你会发现水流在轻巧地滑过皮肤, 而游泳衣是个可怕的累赘吗? 这一切, 只有当你真的在水中游泳时, 才有可能体会。

我并不在乎各位能在这房间里学到多少催眠技能, 因为你们全都心知肚明，自己未来将时常在催眠状态中大量地学习催眠。就我个人来说，我习惯在清早醒来时，一睁眼就马上起床，而我的妻子却喜欢花上20分钟让自己逐渐恢复意识，所以，我的血液会在醒来后瞬间冲向脑门，她的血液则是缓缓地流向脑部，我们都拥有个人独特的模式。你必须进入催眠状态若干次，也许是12次？才会失去审视个人经验的兴致。

不知道各位是否有在大盐湖游泳的经验，那里的湖水看起来像水，摸起来也像水，但却因为盐分过度饱和，无法让人游泳。我早就知道这一点，但却总想着要自己试一试，我也只有亲身一试，才能知道冒险的后果。而绝大多数接受催眠的人，他们渴望了解自己经历的到底是什么，我倒认为与其用理性去分析那些经历，不如就让事情顺其自然地发生。

故事点评：

艾瑞克森通过触觉，来强调身体的知觉反应，当他提到不同的感觉、韵律和动作时，聆听者将不由自主地回忆起类似的经历。艾瑞克森没有说"你们当中会游泳的人，必定能回想起双脚在水中的感受……"他反而选择以否定的方式表达出重点："不会游泳的人绝对无法知道……"稍后，他甚至利用询问的方式传达他的建议："如果你曾经逆着水流游泳，你注意到了背部飞溅出的水花吗？"他由此暗示对方，应该将注意力聚焦在感知方面。

艾瑞克森又表示："我并不在乎各位能在这房间里学到多少催眠技能……"此时,他给出了意义深远的后催眠暗示——有关催眠的学习,势必要在这个房间外继续进行。他通过间接暗示进一步说明,"学习"将在各种情境中进行,而且,他还建议每位听众根据个人"独特的模式"进行"学习"。他解释道,获得经验的最佳途径就是单纯地去体验,而非一再剖析自己的既往经历。他还以不经意的方式说出了另一项后催眠暗示——改变将会在经历 12 次催眠状态后发生。而在稍后的论述中,他再次强调了:当经历发生时,不要试图去了解其中的内涵。当然,这原则适用于不同类型的所有经历,并非仅限于催眠体验。如果人们想要进一步了解经历的内涵,最好将审视、核查以及分析的步骤往后推,直到与经历本身有了足够的距离时,再去做这一切。

这个故事如果用在治疗性冷淡上,会很有疗效。比如,它可以在进行感觉专注练习时作为导语,而对于那些难以体会到自身感觉的人而言,练习将注意力集中在触觉体验上,必然对他们大有帮助。

主导你的生命

My Voice Will Go With You

第八章

艾瑞克森的故事：在无意中告别人生

一直以来，心理治疗师们对于病痛、残疾与死亡往往持有错误的观念，他们会过度强调人类对这些苦难的适应过程，同时认为，协助当事人的家人处理哀伤的情绪是多余之举。然而在我看来，人们都应该明白并谨记，自己的出生之时，也就是开始走向死亡之日，只是有些人走得比别的人更有效率，他们从来不把时间浪费在等待死亡上，而另一些人却是苟活了多年，然后才终被埋葬。

我的父亲在他 80 岁时，第一次经历了严重的心脏病，当他被送往医院时，整个人已陷入昏迷。我的姐姐赶去医院看他，主治医生表示："没多大希望了。你的父亲年纪太大，一生操劳过度，而且有着严重的心脏问题。"

姐姐事后告诉我："我对那位医生嗤之以鼻，我告诉他：'你根本不了解我老爸。'"

父亲刚刚恢复了意识时，主治医生恰巧在场，父亲问道："发生了什么事？"

医生告诉他："艾瑞克森先生，别担心，你的心脏病严重地发作了一次，但只需要好好休养两三个月，你就能完全康复了。"

父亲勃然大怒："两三个月？真是笑话！你是说我必须浪费超过一个礼拜的时间待在这儿？"一周后，他果然康复出院了。

在他85岁那年，心脏病再度发作，而且仍然是先前那位医生负责治疗他。父亲在清醒后照例问："发生了什么事？"医生回答："跟上次一样。"

父亲咕哝道："又得浪费一个礼拜了。"

那之后他还做了一次腹腔大手术，足足割去了三米长的肠子。当他从麻醉中逐渐恢复意识后，问身旁的护士："这回又发生了什么事？"

护士告诉了他具体的病情，他听完哀叹道："这回可不只一周了，恐怕得浪费十天时间待在这儿。"

第三次心脏病发作时，他已经89岁了。等到恢复意识后，他主动问医生："老样子，是吗？"

医生回答："没错！"

父亲说："快要养成时不时浪费一周时间的坏习惯了。"

他第四次心脏病发作在93岁，这回他告诉医生："老实说，医生，我本以为第四次犯心脏病一定会要了我的老命。现在，我对第五次犯病有些没信心了。"

父亲在97岁半时，与我的两位姐姐计划要到一处农庄度周末，那时，父亲的老朋友甚至其中一些人的子女都已经与世长辞了。姐姐们和父亲详细地列出了需要拜访的对象，规划了要去的旅馆和餐厅，然后，他们准备出发。马上要上车时，父亲突然说："啊，我忘了帽子。"

然后他跑进屋里去拿帽子，两位姐姐等了许久，然后，冷静地望着彼此说道："事情估计就是这样了。"

她们走进屋子，看到父亲已经倒在地上，因脑溢血永远地去了。

我的母亲在 93 岁时跌伤了臀骨，她表示："我都这把年纪了，竟还会发生这样荒谬的事，我一定得想办法痊愈。"她果真做到了。

一年后，她跌伤了另一边的臀骨。她又表示："上一次受伤，已经耗去了我一大半的精力，这回我大概是撑不过去了。不过，我可不想让任何人说我没有努力过。"

我心中对事情已经十分了然，她大概即将就此与我们告别，而其他家人也从我的面无表情中看出了端倪，然而，母亲最终却死于充血性肺炎———一种高龄妇女的常见病。

我母亲生前最喜欢引用的句子，来自朗费罗的诗作《雨天》："每个人的一生中多少都会下雨，某些日子势必黑暗又荒凉。"

我的父亲与母亲，一直充分享受着他们的生命。而我也秉承了家训，并且试图以此影响患者："请享受生命，彻底地享受生命。"如果你能在有限的生命中加入些幽默，就不难体会到幸福的生活。

我实在不知道，有哪位学生会用什么方法发现我即将与世长辞，我可要躲开这件事。

故事点评：

艾瑞克森衷心希望，人们不要把死亡当作只会引发内心不安的生命终局。他强调生命的目的就在于尽情生活，他告诉我们，他的父亲即使在 97 岁高龄时依旧经常栽树，而这样的人生定位，明显只着眼于未来。他的父亲天性活跃，连死亡都是发生在筹备去做某件事的过程中——他要回屋取帽子，然后去拜访某人。艾瑞克森的父亲在发生意外前所说的那句"啊，我忘了帽子"，应该来自于他潜意识的认知——他的大脑里发生了些事情。

艾瑞克森经常在讲完这个故事后表示，他父亲在第四次犯病后失去了信心，实际是一种正确的直觉，那之后，他真的在 97 岁半时死于脑溢血。艾瑞克森也常会顺带着分享他父亲对疾病的态度——将疾病视为生命粗粮中的一部分。粗粮是健康饮食中不可缺少的一部分，因此军粮中必然会添加粗粮，而悲剧、死亡、疾病都可以称之为生命中必要的粗粮。

在生命的最后几年中，艾瑞克森花了相当多的时间帮助众人正视他的死亡。他不希望带来长久的哀伤，于是，用自己擅长的笑话与讥讽来解除众人的不安。有一回，他甚至将田纳西的话错误地说成了："当我的船驶向远洋时，请别在酒吧中为我叹息。"他总会公开讨论死亡，就像他父亲那样，而艾瑞克森也确实是在迎向未来的过程中撒手人寰——他原本还在计划着下个周一去继续教课。他的死亡没有"埋葬",他的骨灰被自由地撒在山峰上。

而艾瑞克森在讲到这个故事的结尾时,说道:"我实在不知道,有哪位学生会用什么方法发现我即将与世长辞,我可要躲开这件事。"他要躲开的到底是什么呢?是死亡阴影?或者是那位学生的想法?

艾瑞克森的故事:求婚记

我父亲是在 16 岁时离家出走的,他只在枕头上留了张字条就跑去了车站。他将辛苦攒下的钱全部用力抛到售票员面前:"给我一张我买得起的最远的车票。"于是,他来到了威斯康星州的比佛大坝。这是一座普通的村庄,他走在街道上,看着当地的农民来来往往,有人骑马,有人赶着牛车。他拦住了一位满头银发、正驾驶牛车的庄稼汉,问道:"你需要一位聪明的年轻人替你工作吗?"

父亲自称为查理·罗勃斯,并且表示自己身无分文,无家可归,银发庄稼汉于是决定收留他:"上车吧!跟着我到田里工作。"

半路上,庄稼汉停了下来,他告诉查理:"你先待在车上,我去看看我的女婿。"

就在这时，一位穿着花裙子的女孩躲在枫树后，正偷偷观察着这位陌生的年轻人。查理问她："你是谁家的女孩？"对方平静地回答："我爸爸的。"查理朗声宣布道："现在，你属于我了。"

七年后，当我父亲正式求婚时，我的母亲从口袋里拿出了一只小手套递给他。根据当地的习俗，"给他一只小手套"意味着拒绝对方求婚。遭到拒绝之后，父亲昂首阔步地离开了房子，当天晚上，他彻夜无眠。第二天清晨，他再次去见母亲："我不想只拿一只小手套，要就要一对。"

那只羊毛小手套，从洗羊毛、梳羊毛，到纺纱成线、编织出成品，全程都是母亲自己完成的。她在 17 岁时就织好了那只手套，直到 20 岁才等到我父亲的正式求婚。我的父亲看到了我母亲，我的母亲也看到了我父亲，而我教过书的那间乡村学校，也是母亲曾经的母校。

故事点评：

"查理·罗勃斯"是艾瑞克森的父亲 16 岁离家时用的名字。艾瑞克森在每一个描述他父亲的故事里，都会彰显出老人的冒险精神，以及实现目标的强大信心与能力。尤其是后者，也经常在艾瑞克森其他家人的故事中出现。

在这个故事中，艾瑞克森主要想传达出如下信息：专注目

标，坚持不懈，而且绝不把他人口中的"不"视为答案。当
然，除此之外，还必须付出足够的努力。对于查理·罗勃斯为
未来岳父工作了好几年的这一情节，艾瑞克森只是一笔带过，
而在他的其他故事中，也经常会表明：执着不一定带来收获，
还需要运用正确的策略，并且以一种能在当地获得认同的方式
去工作——如果，你想给那里的人留下美好印象的话。

而在下面这个故事中，艾瑞克森将指向更深一层：即使你
做到了以上这些，你依然不可能赢得全部。

艾瑞克森的故事：意见不合

新婚燕尔时，我的妻子贝蒂跑去请教我的母亲："当您和丈
夫意见不合时，都是怎么处理的？"

母亲回答道："我会毫无顾忌地说出心中的想法，然后
闭嘴。"

贝蒂又跑到院子里去问父亲："当您和妻子意见不合时，您
怎么办？"

父亲回答："我会说完必须要说的话，然后闭嘴。"

贝蒂追问道："接下来会发生什么呢？"

父亲表示："我们当中总有一个人会达到目的，事情都是这
么解决的。"

故事点评：

艾瑞克森的父母结婚将近75年，显然，他们和谐的婚姻建立在彼此尊重且从不强迫对方顺从自己的基础上。

艾瑞克森的故事：三小时的寡妇

一次，我在为一位得了厌食症的女孩做心理治疗，她告诉我，她出生在一座富丽堂皇的木屋，我于是哭丧着脸告诉她，我也是在木屋里出生的，但那是一间位于内华达山脉鞍部某矿区内非常简陋的木屋。木屋的三面墙都由木头架成，另一面墙就是山壁，脚下踩着的全是泥土。

我父亲当年经营着一家矿场，母亲则经营一家民宿，供矿场来往的矿工寄宿。我父亲的手下有个矿工，被人们叫作"坏人"索尔。那年头，每个人身上都带着一把左轮枪，挂着弹药皮带。"坏人"索尔声名狼藉，他总在暗处放枪杀人，却始终逍遥法外，因为从来没有人目击他作案，人们只看到了尸体。

某个星期一的早上，"坏人"索尔醉醺醺地去工作，我父亲说："索尔，你喝成这副德行，进坑干不了活儿，先去睡一觉再说。"索尔听完打算对父亲拔枪，但我父亲是个出名的快枪手，他说："索尔，你烂醉如泥，根本甭想对我放枪。"于是索尔提议要和他用拳头对战。

我父亲说："你醉成这样子，拳头也握不紧，快快去睡一觉。还有，你下回要是再敢喝了酒上工，就等着被开除吧。"

隔了一个星期，索尔又喝得醉醺醺地来了。所有的矿工都围着看我父亲，想看他怎么处置。我父亲宣布道："索尔，我上星期一就告诉过你了，你要是敢再喝酒上工就会被开除。现在，你去记时员那儿领你的薪水，快走！"

矿场距离我家居住的木屋非常远，索尔被开除后在山区里闲逛，他翻过了极其难爬的山，来到了我家的木屋前。他问我母亲："艾瑞克森太太，你丈夫今天晚上六点会在哪儿？"我母亲并不知道矿场发生的事，于是回答他："亚伯特得去戴维峡谷办点事，办完了会在六点钟回家。"索尔说："你六点的时候会成为寡妇。"

我母亲冲进屋里，打算取下来复枪把索尔杀了。但等她走出木屋时，索尔已经不晓得躲到哪里去了，她觉得非常为难，怀疑他可能正拿枪瞄准着她。于是她赶紧回到屋里，把来复枪挂了回去。将近六点，我母亲把晚餐放在炉子上保温。就这么熬过了六点、过了六点半、七点、七点半……就在九点过了几分钟的时候，我父亲进门了。我母亲端出热腾腾的饭菜摆在桌上，问道："亚伯特，你怎么搞的，这么晚才到家？"我父亲说："我迷了路，只好沿着佛罗伦萨峡谷回来。"我母亲突然哭了起来："我真高兴你迷了路。"

我父亲一头雾水："我在山里头迷了路，你为什么要高兴？而且，你为什么哭？"母亲告诉了他"坏人"索尔的事。我父亲听了吩咐道："把饭放到炉子上保温。"然后他抄起左轮枪，摸黑直奔戴维峡谷去和索尔决斗。不久后他回到了木屋，满脸不好意思地说："我真是个傻瓜，居然以为索尔会在那里等着杀我，他这会儿也许早就逃出州界了。"

艾瑞克森的故事：半工半读的大学生活

当我的女儿克莉丝汀高中毕业后，曾对我说："当年，你半工半读地完成了医学院的学业，考虑到你的身体有残疾，肯定比常人更不容易。现在，我比你那时更年轻，我准备也半工半读去完成学业。"

我爽快地回答："没问题，孩子。"

"我想知道，你会收我多少食宿费？"

这是个相当严肃的问题。我告诉她："食宿费平均每周是25美元。不过根据这个价格，你必须自己清洗碗盘、打扫地毯、整理床铺，并且不能使用电话和冰箱。"

她说道："看来，我每周得再付给你10美元才行。但这样一来，我就得去城里找份工作。"

"你需要保证人吗？"

她摇头："我的社会保险号码以及高中毕业证书就是我的身份保证。"

足足有 8 个月的时间，我们完全不知道她在何处工作。后来得知她去了撒马利亚医院，应聘了一份在病历室打字的工作。对方郑重其事地告诉她："你必须掌握很多医学、生理学以及精神医学的专业用语，才能胜任这份工作。"

她回答："我明白。这也是我去图书馆阅读《多伦医学词典》《史德曼医学词典》及《华伦心理学词典》的原因。"

院方因此聘用了她。

到了年底，她突然爆发出青少年特有的叛逆情绪，突然决定要去密歇根读大学。她的哥哥问她是否需要经济支持，她回答："不必。"我与妻子也分别问了她这个问题，得到的答案也都是"不必。"

她打包好了行李，在一月底坐上了开往密歇根的火车。到达那里时，当地气温只有零下 11 度。她花了三天时间办好了注册手续，并顺便在系主任的办公室里找到了一份工作。系主任检查了她的选课表，发现她每周竟然选了 19 个课时的课，这是半工半读学生所选课时的上限。克莉丝汀当即表态："既然我在你的办公室工作，你大可以同时监督我的学业与工作。"系主任只能答应下来。

有件事，克莉丝汀并没告诉系主任——她之所以如此重视在系主任办公室里的工作，是因为这里正是储存宿舍记录卡的地方。唯有利用这一点，她没按规定留宿的事情才不会被发现。

在开学之前，克莉丝汀就找到了一对老夫妇，他们的儿女都已成家，她说服了他们，让他们相信有位年轻人寄宿在自己家里是件好事。老夫妇的儿子和女儿每周分别会带父母外出用餐一次，克莉丝汀便借机向他们推销商品礼券，同时，她还负责了家中绝大部分的烹饪与清洗工作，由此换来免费的食宿。不仅如此，老夫妇的儿女时不时还会找她做临时保姆，并支付给她相应费用。

这还不是全部，有个秘密，克莉丝汀只告诉了我们和她极其信任的几位朋友，她在百货商店里，其实还另有一份工作。

故事点评：

艾瑞克森常会通过他孩子们的故事，鼓励患者充分运用内在资源，并指出应该把"权威"当作达成目标的利器，而非阻碍。在这个故事中，克莉丝汀不仅一周选够了 19 个课时的课程，而且还能住在校外。此处的权威（以及象征性的"内在权威"）被视为同盟，而非对手。

艾瑞克森的故事：墨西哥大厨

有个叫璜的墨西哥男孩来找我："我既是墨西哥裔，又只受过小学教育，我没办法找到任何工作，没有人愿意雇用墨西哥人的。"

我说："璜，你真的想工作吗？"他说："当然。"我说："那就让我告诉你该怎么找工作，但你要完全照我的话去做。我知道凤凰城有一家餐厅，你去那里说想学习如何打扫厨房，愿意免费帮他们工作。你不要接受任何酬劳和任何食物，每天回家后再吃饭。"

我又说："你每天认真地把厨房打扫上两遍。他们看你做得不错，一定会开始占你的便宜，要你削马铃薯、切蔬菜，但不会给你酬劳。之后他们会让你做更多的工作，开始依赖你，这样一年之内，你就会得到一份工作。但是，这一切你都必须努力去获得。"

璜很有自尊地执行着计划。很快，他们就发现让他打杂实在是浪费，因此在餐馆忙碌的时候，他们会让他担任送菜的侍者。此外厨师很喜欢璜，因为璜知道怎么帮忙整理蔬菜、帮助烹调。

不久后，市中心要举办一场商业大会，参会的人基本都会来璜所在的餐厅用餐。我告诉璜："下周一你告诉餐厅经理，你可能会在另一个城市找到一份有薪水的工作，希望他不会介意你过去工作。"

我并不知道当时的薪水，只是告诉璜，新工作的薪水会比一般行情少很多。经理听了璜的话后，说："我可以提供给你更好的待遇，每周多出一块钱。"于是，璜得到了一份全天的工作。

一年后，厨房已经非常倚重璜了。厨师亲自教给璜烹调技巧，他也学得很好。当又一次商业大会要在市中心召开时，我告诉璜："你去和经理说，你可以在另一个城市找到薪资更好的工作。"经理回答璜说："我可以出更高的价钱，你可以永远留在这里工作。"

璜后来成了凤凰城薪资最高的厨师之一。现在，他拥有自己的餐馆，足足可以容纳 270 名客人，而他的第二家餐馆也在兴建之中，至少可以容纳 300 人。

艾瑞克森的故事：皮尔森的砖头

罗伯特·皮尔森是住在密歇根的一位精神科医生，当时，以他私人诊所为中心的 100 公里内，他是唯一的医生。一次，他趁着家人全都外出旅游了，找人来拆除三楼的烟囱。拆烟囱的工人并不知道皮尔森在家工作，因此一面拆，一面将砖头随手往下扔。皮尔森在出门时，正巧被从天而降的砖头砸中了前额。

皮尔森双膝一软，随即就要倒下，但他立即撑住了身体，心想："如果艾瑞克森在这儿就好了。真可惜，他远在亚利桑那州，我必须自己处理。"他马上用自我催眠进行局部麻醉，随后独自开车走了 100 多公里赶去医院。刚一办好挂号手续，他就让人找来了神经外科的医生，并告诉对方："我不需要打麻药。"医生礼貌又坚持地拒绝了他，皮尔森于是转而叮嘱麻醉师："当我被麻醉时，请将我周围人所说的每一句话都记录下来。"

手术后，皮尔森立即就清醒了过来，并且告诉麻醉师："主刀医生在手术过程中说……"手术中人们的所有对话，他竟然全都记得清清楚楚，当主刀医生得知，皮尔森听见了他与众人讨论是否要放片银板支撑脑壳时，整个人吓得手足无措。

皮尔森告诉他的主刀医生："下周三我得飞去旧金山，在年度大会上发表论文。"

此时正是周四，距离会议开幕仅一周，医生于是对皮尔森说："你得穿着病号服和拖鞋住院养病，如果一个月后你能出院，就已经是不幸中的万幸了。"

皮尔森并不放弃："不如我们打个赌吧。下周二，你可以给我做个全套体检，如果你查不出什么毛病，我就立即飞去旧金山参加年会。但如果你查出任何不对劲的地方，我保证，我一定乖乖地待在医院里。"

根据皮尔森的描述，到了下周二，在给他做体检时，那位医生震惊得满头冒汗，最后不得不批准他出院。

旧金山的年会上，我看见皮尔森前额贴着一块胶带。他扯下胶带问我："你觉得怎么样？"

我问他："你是怎么擦伤的？"然后，我看见了一道沿着发际线伸展开来的疤痕。

他回答："我的头盖骨裂了。"之后，告诉了我事情的来龙去脉。

故事点评：

这个故事，和艾瑞克森父亲犯心脏病的故事有异曲同工之妙，都显示出了在克服严重的身体创伤这个层面上，精神的力量远胜过生理的机能。当事情刚发生时，皮尔森曾说："我必须自己处理。"这个观念适用于每一个人，这意味着在极度危急的"自行处理"中，在那些千钧一发的突发情况下，我们往往有可能发掘出自己从不知晓的内在潜力，需要我们深度看见，才能让其发挥作用。

皮尔森的故事充分说明了如下道理：**我们一直拥有着比我们自知更多的内在智慧**。皮尔森甚至能知道自己麻醉状况中身边人的对话，更有意思的是，他不仅拥有这种能力，还能事先做出部署——要求麻醉师在他被麻醉时，将他周围人所说的每句话都记录下来。当皮尔森指派他人做这些任务时，他显然已经掌控了所处的情境，即使在接受麻醉的特殊状态下，他也没有变得被动，依然镇定自若地指挥着大局。

通过这个故事，艾瑞克森同时也指出，我们平日里所承担的角色，常和我们以为的恰恰相反。医生与麻醉师其实只是提供服务的人，患者自己才是局面的执掌者。只可惜，绝大多数患者一旦经历病痛，就会退化成无助孩童的心态，而将医生视

为全知全能并深具权威的父母形象。实际上，医生的真正功能
在于运用自身知识，依照患者的需要与渴望对其进行治疗，仅
此而已。

艾瑞克森的故事：解脱瘫痪痛苦

一位建筑工人从 40 层的高楼上摔下来，他侥幸活了下来，
但身体却永久地瘫痪了，只有手臂可以动弹。他知道自己一辈
子只能如此，于是希望我能告诉他如何应对这种痛苦。我给他
的答案是："你能做的事情确实不多，顶多也就让你在疼痛神经
上磨出厚厚的茧子，这样一来，你就不会感到太痛苦了。

"另外，你的生命以后会变得十分无趣，所以，你可以请
朋友带些卡通画册和漫画书给你，再管护士要来剪刀与糨糊，
然后开始制作卡通剪贴簿。制作的过程会让你心情愉悦，你还
可以附上一些笑话或者有趣的词句。每当有朋友来探望你，你
就送给对方一本亲手制作的剪贴簿。"

从那以后，他果真制作出了许多的剪贴簿。

故事点评：

首先，艾瑞克森将患者对于疼痛的关注和惧怕，转移到了

茧子上，对于一位建筑工人来说，茧子是习以为常的事物。接着，艾瑞克森引导患者去做一些能让自己投入生活的事。他假装毫无创见地告诉患者，生命从此将变得索然无趣，但转而他就督促患者进行社交活动——先请朋友替他带来卡通画册与漫画书，再将制作好的剪贴簿回赠给朋友。依照建议，这位建筑工人将全部精力都投入到了制作剪贴簿上，浑然没有发现，正是这个举动让自己与他人保持了互动。后来，他变成了一位自给自足的人，而且能够从个人的痛苦中"解脱"出来，积极投入生活。

留住纯真的眼睛

My Voice Will Go With You

第九章

　　每当我们说起要用全新的眼光看待周遭世界时，难免提到些众所周知的冥想技巧。

　　在《秘密之书》中，比巴格万·拉杰什就提到了佛经中记载的一项技巧："以全新的眼光看待美丽的人或平凡的事物。"他指出，人们一向会对熟悉的事物、朋友或家人视而不见："人们总说太阳底下无新鲜事，事实却正好相反。世上从来没有陈旧的人与事，只有当我们的双眼变得陈旧、对周遭的一切习以为常时，才会毫无新鲜事可言。对孩子来说，生活中的每件事都神奇无比——这也正是他们对任何事都会感到兴奋的原因……"他在总结这一话题时还表示，"以全新的眼光看待周遭世界，就像生来第一次接触它们一样……这将会为你开拓出全新的视野。你的双眼会变得无比纯真，无比纯真的眼睛才能真正深度看见事物，并引你进入内在的世界。"

　　之前在艾瑞克森的一些故事中，我们已经或多或少地体验过了"以全新的眼光看待周遭事物"。在"训练美国射击队"的故事中，艾瑞克森指导那些射击手将每一次射击都视为第一次射击。"在冰上行走"的故事中，艾瑞克森引导当事人紧闭双眼，这样就不会意识到自己正走在光滑如镜的冰面上，不会联想到摔倒，也就不会在走路时全身紧绷——就像随时准备摔倒似的。当抛开了先入为主的担忧后，对方便真的以"纯真的态度"迈出了脚步，这时的他能对全身的肌肉进行恰到好处地掌控，并且充分信任自己的平衡感。事实上，在此类故事中，艾瑞克森一直在不断强调"关注当下"的价值，某天当人们走在大街上，很可能突然就联想到了艾瑞克森的某个故事，此时此刻，人们也就做到了以全新的眼光观察当下，实现深度看见。

艾瑞克森的故事：像孩子一样思考

我们该如何做，才能像个孩子一样思考，并不断冒出些新点子呢？

不如先看看孩子们是如何做的。我最小的女儿只用三年就读完了大学，并且在第四年拿下了硕士学位，之后更是只用了两年九个月，就完成了医学院的课程。记得她小时候很喜欢画画，而且总会一边画，一边说："画这幅图真不是件简单的事，我希望能赶紧完成它，这样我才能知道自己到底画了什么。"

让我们看看小孩子怎么画画的。他们会自问自答："这是座谷仓吗？不，它是只母牛。不，它是棵树。"笔下的图案，可以是他们认定的任何东西。

绝大部分的孩子都有良好的直觉式幻想力，有些孩子甚至能用想象给自己设计玩伴。他们可以把下午茶游戏变成果园中的追逐嬉戏，随后再画风一变，开始一场寻找复活蛋的狩猎。孩子是纯真无知的，但也正因如此，他们拥有了让事物变换自如的无限空间。

此外，小孩子也都非常诚实，他们会说："我不喜欢你。"而身为成人的你，无论如何却只能讲："很高兴见到你。"

日常生活中，你一向谨慎地遵守着各种规则，却不曾发觉给自己行为设限的人，也是自己。而当你置身于催眠状态中，有数十亿尚未启用的脑细胞正随时待命，供你差遣，你充分享有各种原始的自由。

艾瑞克森的故事：来自天堂的信

我们曾养过一只狗，是一只叫作罗杰的短腿猎犬。它的死，让我妻子柔肠寸断，可就在第二天，她就收到了"罗杰的狗魂"写来的信，发件地点是一座很不错的骨头园。

"罗杰的狗魂"在写信上相当多产，它会事无巨细地转述那些从其他狗魂处听来的小道消息——有关孩子们儿时的事。事实上，正是孩子们为自己的母亲写了这些信，而孩子的孩子们后来又通过阅读这些信，了解到了自己父母的不少真实想法。

小孩子向来喜欢玩文字游戏和思维游戏。基于他们直觉式的幻想力，他们的身边一直围绕着猫狗等各种动物，只是身为成年人的我们看不见而已。

当你置身催眠状态中时，我建议你抓住时机，尽情施展自身所具备的各种能力，它很可能与你童年的情境极度吻合。

艾瑞克森的故事：拐杖疑云

在一次针对医学界人士的演讲后，一位医生走了过来："我非常喜欢你演讲的内容，也对你的板书和示范很感兴趣，但有件事我很纳闷，你为什么要找来根拐杖做教鞭呢？"

我回答道："我带着拐杖，是因为我腿脚不好，它只是顺便充当一下教鞭而已。"

他表示难以置信："可你一点都不瘸啊！"

事实上，他不是唯一一个不曾注意到我跛脚的人，在座的很多人都以为我是为了装模作样，才故意带根拐杖来做教鞭。

我也曾拜访过许多人家，小孩子们总是直截了当地问我："你的腿怎么了？"他们一眼就发现了问题所在，也正因此，魔术师在教授秘诀时都会特意嘱咐一句："别靠孩子太近，他们会揭穿你的把戏的。"孩子的心智相当开放，成年人却倾向画地为牢，固守于较为封闭的心灵视野。成年人总是自以为将一切都尽收眼底了，其实根本就没有认真观察过什么，只是在按照自己的习惯去评判事物。

艾瑞克森的故事：魔术表演

　　我曾请过一位魔术师到家中表演魔术，他要求我的孩子们坐得离他越远越好，倒不介意我坐在他跟前。他向我展示了一只兔子，那只兔子不仅放在另一个房间里，还被关在了一个厚纸箱中。我仔细留意着他的一举一动，盯住他的双手，并确信他没有打开纸箱，并且在离开房间时也没带走兔子。然而，在表演到半个小时的时候，他竟然从一顶帽子中拿出了那只兔子。后来我才搞明白，他曾经一度分散了我的注意力，趁机从纸箱中取出了兔子，塞入魔术师的长袍口袋中。而我一直都没注意到兔子在长袍中蠕动，只惊讶于他向我展示的帽子里竟然出现了那只兔子。

　　与此同时，我的一个孩子坐在屋内远远的角落里，在看到兔子后马上就大喊起来："你是从长袍中拿出来的！"

用心观察：留意特异之处

My Voice Will Go With You

———

第十章

　　在本章中，艾瑞克森列举了很多主动设定出的情境，借以观察患者，并从患者那里获得有效的例证。换句话说，如果患者自己的行为并不能提供出足够的信息，艾瑞克森就会设定情境，因此来诱发患者有所行动，辅助自己实现深度看见。我们将这些刻意设定的情境，称为“测试”。艾瑞克森曾测试过两岁幼儿的耳聋情况，在后文“打喷嚏”的故事中，他则通过间接性的测试，获取到了重要的信息。

　　而在这一章的故事里，深度看见总是离不开判断和经验。

艾瑞克森的故事：适合的精神科医生

　　当你倾听别人说话时，需要静心凝神，寻找话中包含的一切可能性。在倾听过程中，让思维毫无限制地自由驰骋，天马行空地思考。

　　有位美丽的年轻女性曾来找我，她在我的办公室里刚一坐稳，就开始揪自己袖子上的棉絮。她对我说：“艾瑞克森医生，我知道我没有和你事先预约。我曾在巴尔的摩见过你的那些朋友，到纽约找过你的同事，还曾前往波士顿和底特律寻求帮助，但他们全都不适合我。如今我跑来了凤凰城，希望确定你是不是适合我的精神科医生。”

　　我告诉她这件事很好判断，我记录下了她的姓名、年龄、住址和电话，又问了几个简单的问题，然后告诉她："女士，我是适合你的精神科医生。"

"你有些狂妄自大了吧，艾瑞克森医生。"

我表示："一点也不，我只不过在陈述一项事实——我正是适合你的精神科医生。"

她并不相信："你骄傲得过分了。"

我说道："这与骄傲无关，我只是单纯地就事论事，当然，我会向你证明的。我只需要问你一个问题，就可以让你知道，我确实是适合你的精神科医生。不过，这个问题你或许不太想回答。"

她说："我不相信你有这本事，想问什么就尽管问吧！"

于是，我问她："你男扮女装多久了？"

他大吃一惊，马上反问："你怎么会知道？"

我确实是适合他的精神科医生。而我是如何识破他的秘密的？正是通过他顺手揪掉衣袖上的棉絮的动作。我作为一个男人，是不会"迂回"地揪除衣袖上的棉絮的，因为我没什么好避开的。女人却不然。这位患者揪掉棉絮时高抬起手臂，只有男人才会用这种方式，女性则很早就学会了另一种方式——即使那时人们还看不出她们的胸部的变化。

在我几个女儿的成长过程中，我发现她们在 10 岁左右时，行为举止就开始与男孩有所区别。比如贝蒂·爱丽丝在大约 10 岁时，如果她想从书架上拿东西，在抬起手臂时，会做出好像在躲开高耸乳房似的动作。我告诉妻子："当贝蒂·爱丽丝洗澡时，你不妨帮她检查一下胸部。"后来妻子告诉我："她的乳头部位开始产生了变化。"

　　如果一个活泼好动的小女孩以前总像男孩子一样奔跑、扔球，但有一天，她突然有了变化，无论跑步或扔球，都开始像个女孩，那就证明她的身体有了改变。之前她行动起来和男孩无异，是因为她的骨盆大小与男孩完全相同，但到了某一天，她的骨盆增大了一毫米，于是跑起来便像个女孩了。

　　而男性的变化同样有迹可循。男孩会在某个阶段总会对着镜子端详自己，他们这么做是有原因的，因为他们发现，在触摸自己的脸颊时，感觉脸上的皮肤开始变厚。事实上，在胡子还没冒出之前，皮肤需要先行做好准备，皮肤必须厚到一定程度才可以长出胡子。而逐渐变厚的皮肤引起了男孩们的注意，他们研究自己的脸，想知道到底是怎么回事。而这种频频揽镜自照的样子，很容易让家中姐妹奚落他是爱慕虚荣。

艾瑞克森的故事：测听力

　　我曾负责检查州立孤儿院内孩子们的身心状况，这需要我将那些有视力障碍、听力障碍和学习障碍的孩子们区分出来。试想一下，如果是你，你该怎么给一个年仅两岁的幼儿测试听力？面对那些根本没有听力的孩子们，你又该如何去做？你要怎么打破孩子们心中的陌生感，才能让他们愿意接受你的测试？

　　我猜，那座孤儿院的工作人员一定认为我脑子不太灵光，因为我在请他们带孩子进入办公室时，要求他们和孩子都必须采取倒退行走的方式。我在办公桌后藏了一个铁盘，那是个非常重的铁盘，当他们背对着我走进办公室时，我会故意将盘子扔在地上。工作人员会立刻东张西望，而耳聋的孩子则会低头注视着地面，因为他感受到了地面的震动。你们瞧，如果我能想到这个方法，你自然也可以，当你想要对患者有所了解时，就要注意观察，留意他们的一举一动。

艾瑞克森的故事：婴儿也会察言观色

　　人生来具有深度看见的本能。六个月的婴儿需要开始添加辅食，这时，他们通常会观察母亲的神情。如果母亲在面对那些黏糊糊的营养泥时想："这是什么鬼东西——恶心死了。"婴儿就会从母亲脸上读到暗示，立刻将食物吐出来。

　　你可以观察一下幼儿是如何研究父母脸色的，他们很明确地知道，自己该在何时停止胡闹，避免受到惩戒，也知道自己需要在请求了多少次后，才能得到糖果。即使他们听了很多句"不行"，他们也有办法分辨出其中是否还有商量的余地。他们心知肚明，当"不行"中有着软化意味时，只要自己不断急切地要求吃糖，最终一定会得到父母的一句"可以"。

故事点评：

艾瑞克森指出，人们在年幼时就很擅长辨别话语的声调变化了，并且能听出其中隐含的信息。他同时还提醒我们，每个人在幼年时总会深受父母的态度与品味的影响，这些影响不仅决定了我们的行为、价值与审美，也可能让我们不幸继承了父母的怯懦、偏见与恐惧。

当艾瑞克森对心理治疗师们讲述这个故事时，我相信他也是在刻意提醒他们："你们应该对语言之外的信息多加留意。"此外，他在文中重复使用英文"知道"与"不行"的谐音，这举动显然另有深意。他很可能以此暗示读者：要"知道"自己有能力对病症说"不行"。在故事的结尾处，艾瑞克森则以一句"可以"画下了积极的句号。此处，那些"不行"所带来的负面感变得微弱，患者从"可以"所蕴含的正面信息中获得了成功的解脱。

艾瑞克森的故事：三厘米

一位在高中曾任棒球队与足球队队长的大学生，在申请亚利桑那州立大学时，发现自己的左右臂竟然不一样长——相差大约三厘米。这种情况其实是很常见的，但这位学生却为此烦恼不已。从此他无法读书、社交，甚至无法运动，两臂那三厘米的差异让他几乎瘫痪。医生对他的状态很不乐观，并告诉他的母亲，他已经有了精神分裂的前兆。

他在向我求助时说："你不会明白残疾的痛苦。"事实上，每当有患者认为我不明白痛苦的滋味，或不知道残疾的感受时，我都能确定他们是错的。我太知道其中的滋味了，但我同时可以明确地宣布，我虽然从高中毕业后瘫痪至今，身体的残疾却从未对我造成任何干扰。我曾经一度除了眼球之外全身都无法动弹，但我却因此学会了身体的语言。

在我大学的第一年，我看了法兰克·贝肯在《意外惊喜》中的表演，他是当之无愧的明星，在全剧中所说的"不"竟然具备 16 种不同的意义，以至于第二天晚上，我再度来到剧院，随着剧情一一记下那 16 种意义。

故事点评：

艾瑞克森想要通过这个故事指出，留意差异与对微小差异过度担心，是两件截然不同的事。

艾瑞克森的故事：祖母的花床钟

我的一位患者是名专治过敏症的医生，但是却身染毒瘾，我让他坐在草坪上观察四周，直到发现奇异的现象才能停止。凭着对颜色的职业敏感，他在一个半小时后冲进了屋子，对我说道："你知道吗，每一片绿草叶的色调都不一样。"他还将不同色调的草叶按照由浅至深一字排开，他简直不敢相信，每一片绿草所含的叶绿素分量竟然都不相同。是季节的变化以及土壤的肥沃程度，决定了叶片上叶绿素的多寡。

还有一次，我要他在草坪上面向东方而坐。他进屋后对我说："我发现隔壁那块草地上的丝柏树，竟然朝着有阳光的方向倾斜，然后我一转身，发现你草坪上的那五棵丝柏树也都向着南方倾斜。"

我告诉他："我第一次来凤凰城就发现了这件事，并且震惊不已，我甚至为此走遍了整个城市，只为了找到其他证据。你肯定一直以为树都是笔直向上生长的，谁知道会有'向日树'这种情况。你知道吗，只要观察向日树的样子，就能大概知道当下的时间。"

不知道大家是否曾听说过"花床钟"，我的祖母就曾有过一座。清晨时分，牵牛花会率先绽放，到了七点、八点、九点、十点以及正午，则有不同的花依次开放。樱花草则专门在傍晚时分盛开，而盛产于热带美洲的仙人掌，则总是在晚上十点半或十一点的时候开花。

故事点评：

故事里专治过敏症的医生，因其职业练就了辨识颜色的能力。而艾瑞克森则通过描写自然现象，一再释放着关于"开放"的信息。他的一番描述有如精妙的后催眠暗示，人们日后在生活中只要见到向日树和樱草花等，就极有可能联想到"开放"的意象，而且不仅是在认知方面，在情绪方面也会实现"开放"。

艾瑞克森的故事：外遇的真相

当我到达办公室时，新患者已经在等我了。

她告诉我前来求助的原因："我有恐惧症，我害怕坐飞机。"

我说道："这位女士，当我走进办公室时，你已经坐在那张椅子上了。现在，可不可以麻烦你起身到等候室去转一圈，然后再回来坐下？"她虽然很不情愿，但依旧照做了。然后我继续问她："现在请说说，你的问题是什么？"

“我丈夫要在九月份带我出国，而我特别害怕坐飞机。”

我直言不讳地告诉她：“女士，当患者向精神科医生求助时，不该有所隐瞒。基于我对你的判断，我准备问你一个不怎么愉快的问题，虽然这问题听起来和你求助的事没什么关系，但如果不问的话，你是不可能获得帮助的。”

她答应得很痛快：“没关系，你尽管问！”

于是我问道：“你先生知道你有外遇吗？”

她惊讶万分：“他不知道，但你怎么会知道？”

我表示：“是你的身体语言泄露了秘密。”

她坐下时，双脚的脚踝会交叉，呈现出一种我无法模仿的坐姿：她的右腿伸过左腿之后，右脚便绕着脚踝处收拢，就像完全被锁住一般。就我个人的经验来说，凡是有情人的女性，多半会以这种方式“锁住”自己。

另一点在于，她将“出国”（abroad）的音节分开来说，说成了“婊子”（a-broad），这足以证明她确实有外遇。后来，她带着交往了数年的情人来见我，再后来她又向我提到，他们已经分手了。

而那之后，她的情人也来找我求助了，原因是他每天都会头痛。他自己的婚姻也存在问题，与妻子儿女的关系日渐恶劣，于是，我要求见一见他的妻子。当他的妻子进办公室后，竟然和之前那位女士一样，用腿将自己紧紧锁住。我于是对她说：“你有外遇。”

她回答：“是的，是我丈夫告诉你的吗？”

我摇头："不是，我是从你的身体语言中发现的，我现在终于明白你丈夫为什么头痛了。"

她告诉我："几年前，就是我丈夫建议我去婚外找些乐子的，然后我发现，外遇实在是太有趣了。可不久后他变卦了，禁止我再有婚外情，现在我其实依然和情人保持着关系，我不确定我的丈夫是否发现了，有时候我觉得他其实什么都知道。"

后来，我曾问过处于催眠状态中的这位男士，当初为何要建议妻子外遇。他回答："我当时希望能一心扑在工作上，当然，我知道这不是推卸做丈夫责任的借口。但她真的有外遇后，我感到很嫉妒，所以要求她停止婚外情。她口头上同意了，但从各种迹象中我发现她依然在外遇——虽然我很不想证实这一点。"

我问道："这就是你头痛的原因了，接下来你准备怎么办呢？"

他回答："让我继续头痛好了。"

这位男士曾是亚利桑那州民主党领袖，后来他终于决心不再醉心于工作，以便陪伴并关心妻子，只可惜为时已晚。

有些人就是这样，情愿选择受苦，也不愿意知道真相，以为不知道就意味着自己不必对真相负责。

故事点评：

故事中，艾瑞克森观察到患者以一种特殊的方式说出了

"出国"这个字眼，由此判断出患者在潜意识中称呼自己为"婊子"。他同时也注意到了对方的特殊坐姿，并明晰其中透露出的信息。

就像艾瑞克森的其他故事一样，他总能通过看似简单的案例，深度看见问题的核心，并传达出多层次的信息。在故事结尾处，他还指出了一个关键点——如果一个人认为，解除症状会令自己更加痛苦或不适，那么他有权力继续保留这一症状。对于故事中的男士而言，自尊受伤显然比头痛更难以接受。当他放弃了民主党"领袖"的身份后，其实是在期待着能在家中重建自己的"领袖"地位，但情况却已今非昔比，因此，他的头痛还可能象征着他在某种程度上感到被人"斩首"。而与其同时，他的头痛也是在帮自己逃避尴尬的处境，一旦他面对妻子不忠的事实后，要么会想要与她分手，要么就会怀疑自己在性上毫无吸引力。综上所述，他宁愿选择继续头痛。

艾瑞克森的故事：隐匿的恐惧

一位女士告诉我："我已经连续找了 26 位医生检查身体，为此还特意住过两次院，但是那些医生却都告诉我：'你最好去见见精神科医生，你显然没搞清楚该怎么做检查。'"

听完她的描述后，我问道："在检查过程中，你有没有做出一些干扰医生的行为？"她思索了许久，才回答："呃，当他们想要检查我右侧的乳房时，我老是打喷嚏。"

我复述着她的行为："你今年 48 岁，年轻时曾得过淋病与梅毒，你告诉了医生你的病史，但是当医生碰触你右侧乳房时，你老是打喷嚏，让他们不得不中断对乳房的检查。"

她点头："正是如此。"

我说道："我必须让你再去做一次检查，我现在就打电话，你可以在旁边听着。"

我当场打电话给一位妇科医生，并在电话中告诉他："有位 48 岁的女性患者正坐在我办公室里。从她显示出的一些心理症状看，我认为她右侧乳房长了肿瘤，但不知道肿瘤是良性还是恶性的。我准备将她送到你的办公室，你要全面检查她的右侧乳房，如果发现有什么问题，请将她直接送到医院，她是那种会偷偷溜走的患者。"

妇科医生仔细检查之后，立即将她转送到其他医院，她右侧乳房的恶性肿瘤得以被及时切除。

故事点评：

患者往往会不知不觉地透露出他们想要隐藏的恐惧。在这里，艾瑞克森是想告诫心理治疗师们：不能只观察患者的表面现象，还要留心那些企图隐藏起来的事实，患者常会通过逃避某些现象，而间接地透露出自身问题所在。

他在文中向患者明确地指出，她对自己的性病病史毫不忌讳，却唯独不愿别人注意到她的右侧乳房，她的这一反应，暗示出她其实相当害怕知道自己得了乳腺癌。也正因此，艾瑞克森担心她会因为害怕面对诊断，而逃避手术。

艾瑞克森的故事：痛经背后

有位秘书是很好的被催眠者，她打电话给我说："有时快要月经来潮时，我的腹部就会严重绞痛，现在，我正要开始月经，你能给我做些麻醉吗？"

我透过电话帮她进入催眠状态："你刚刚在清醒状态时，告诉我你痛经，你很想摆脱它，所以你听着，你的月经不会再带给你疼痛了，你不用再忍受月经造成的腹痛了。"我故意强调了月经来潮时的腹部绞痛。然后说："现在，你醒来吧。"她于是醒了，对我说道："谢谢，我不再疼了。"

二十分钟后，她又打来电话给我："麻醉效果没了，腹痛又回来了。"我说："进到催眠状态，仔细听着，我要你发展出治疗痛经的催眠状态，专门治疗各种原因造成的痛经。现在，你毫无疼痛地醒来吧。"醒来后她说："这次你给了很好的麻醉，真谢谢你。"

半小时后，她再次来电："痛经又回来了。"我说："你的身体比你更有智慧，你已经不再痛经，因为我给了你催眠麻醉。但任何医生都知道，急性盲肠炎会有类似痛经的痛苦，我麻醉了你的痛经，但没提到你的盲肠，所以，打电话给你的外科医生吧。"她照办了，外科医生很快让她住进医院，第二天早上，她就做了急性盲肠炎的手术。

身体比你还了解你自己，所以当你为患者做治疗时，要知道自己在说什么。不要只给一般性的暗示，如果我治疗头痛，会暗示"给无害的头痛"，这时如果头痛是因为脑肿瘤引起的，催眠麻醉就不会发生作用。所以，治疗器质性疾病时，一定要知道自己在说什么。

超感应知觉

艾瑞克森一向反对"超自然"或"超感应知觉"这类说法。他认为，这些看似不可思议的现象，要么是些有迹可循的把戏，要么就是源于高度的观察力。而他所持的这种态度，在 1979 年 6 月 6 日他写给厄尼斯特·琼斯博士的信件中可见一斑。他在信中写道：

我觉得应该告诉你，我并不相信诸如心灵感应之类的超心理学。我同时认为，支持这些神秘论点的所谓证据，往往都是些错误的逻辑推理与资料分析，其间不仅充斥着片面的解释，还忽略了具体详尽的知觉信息，说这是一种欺诈行为都不为过。在过去的50年里，我之所以不断努力，就是为了让催眠研究脱离神秘及非科学主义的阴影。

在下面的若干故事中，艾瑞克森讲述了一些愚弄算命师的有趣故事。他因为深谙这些算命师的招数，于是对症下药，好好捉弄了对方一番。此外，他还揭露了自己是如何"不可思议"地找到了隐藏的物品，同时，对他让杰·莱茵误以为他具有超感应知觉的逸事津津乐道。

在这些有趣的情境中，艾瑞克森却一次次审慎地指出，绝大部分"超感应知觉"技术，都可以用"正常"的方式加以解释，其仰仗的信息沟通模式多半就是视觉与触觉。在每一种情境中，"魔术师"不过是训练有素的普通人，他们能察觉到大多数人忽略的细微征兆而已。

艾瑞克森的故事：算命师

如果有个解释能让人们冥思苦想，人们便会对其欣然接受。对于这一点，我深有体会。我的患者赫洛德曾经拜访过一位算命师，那位算命师竟然说出了赫洛德家中许多鲜为人知的隐私，这让他惊诧不已。于是，我在一张纸上写下了纯属编造的父亲、母亲与8位兄弟姐妹的名字，以及全部错误的出生日期，还有许多其他的错误资料，并将这些资料一起放进信封里，塞进赫洛德夹克内侧的口袋。

我与赫洛德一起去见了这位算命师。算命师说出了他的答案，与我事先准备好的假资料十分吻合，他似乎并没留意赫洛德的反常，并且八成以为赫洛德的尴尬表情是因为他猜中了一切。算命结束后，我和赫洛德马上就离去了，赫洛德对我的家庭背景知之甚详，他疑惑地问我：

"你父亲明明是亚伯特，什么时候变成了彼德？"

我回答："没有变过，只不过我不断在 自己脑海中重复着'彼德、彼德、彼德'以及'贝特瑞丝、贝特瑞丝、贝特瑞丝'。"

从那以后，赫洛德再也不相信算命了。

还有一回是在新奥尔良，一位算命师精准地算出了我的一位医生朋友与他女友的事。稍后，算命师告诉我的妻子贝蒂，她将会与我坠入情网，连我们为儿女所取的名字都说了出来。但这并非什么奇迹，事实上，当贝蒂与我看到算命师朝我们走来时，我们就已经形成了默契，准备将对方希望得知的信息都"告诉"他，这样一来，医生朋友与其女友才会对此次经历终生难忘。我和贝蒂使用的是下意识的暗语，在座的很多人或许都曾注意过，一些人在计算数字的时候，会连带着牵动嘴唇，或是在阅读中振动嘴唇。

不过，现在我的双唇又硬又肿，恐怕是不能透露出下意识信息了。

故事点评：

故事中的这两位算命师，全都是通过解读下意识信息来揣摩人心的。艾瑞克森也早就掌握了这项技巧，这或许就是他被人们誉为"魔术师"与"读心者"的原因。

艾瑞克森的故事：读心术

在康奈尔大学，一位学者展示出了非凡的计算能力，他不仅可以立即说出 6 位或 8 位数字的平方根和立方根，还宣称自己会读心术。如果有人在一栋大楼的某处藏了一枚胸针，他只需要握住对方的手，就能一边走路一边找出这枚胸针。

当康奈尔大学对此物议沸腾时，我向他们提出了一个建议："你们可以亲手在校园的某幢大楼中藏起一枚胸针，不用向我透露任何信息，只要我和藏胸针的人手牵手在校园中四处溜达，我也能找出这枚胸针。"

最终，我在一幢大楼二楼墙上所悬挂的画框中，找到了插入的胸针。我所做的，只不过是与对方手牵手而已。当我牵着对方的手行走时，一旦靠近胸针所在的地点，便能感受到他手部出现轻微的退缩。当我靠近特定阶梯时，我立即感到了对方手部的反应，于是我选择上楼，当走到楼梯尽头时，关键时刻来临了，我该往哪边转呢？当我转向某一边时，发现对方的手突然放松，而当我转向另一边时，那只手又开始紧绷起来，于是，我以转圈的方法不断测试方向，终于到达了目的地。

艾瑞克森的故事：魔术的吸引力

当我在科罗拉多精神病院担任住院医生时，学会了一些简单的魔术把戏。当时，院方刚开设了不良少年辅导中心，每位医生都必须轮流去值班。被辅导的男孩们总是异常愤怒，轮值的工作人员也忧心忡忡，将之后的两周轮值视为巨大的折磨。轮到我值班时，一位男孩根据约定来到办公室，他怒气冲冲地瞪着我，我却无视他，自顾自地表演起一套简单的魔术。我故意背对着他，让他看不清我的动作，他马上告诉我，只要我肯当着他的面变魔术，他就完全能揭穿我的把戏。我于是换了一个魔术演给他看，那之后我们成了好朋友。我一共会变六个魔术，这个消息在辅导中心不胫而走，每个男孩都开始争着来见我，因为他们想要从我身上学到一些东西，而我则从他们身上获知了需要的信息。我采取的方法很简单，我只是引导他们和我一起玩个游戏，他们却全然没发觉我正在运作着什么。

故事点评:

"我采取的方法很简单,我只是引导他们和我一起玩个游戏,他们却全然没发觉我正在运作着什么。"这番叙述,清晰地揭示出了艾瑞克森最重要的一条心理治疗原则——顺应患者的需求,而同时又"运作"着患者的潜意识。换句话说,心理治疗师应该想方设法唤醒患者身上被隐藏许久的经验,并将其演奏成"乐曲"。只不过在这之前,患者要先体会到自己就像是一件乐器,并允许治疗师着手演奏。凭借经验的不断累积,患者最终将学会弹奏属于自己的生命乐曲。

艾瑞克森的故事: 虚张声势的超感应知觉

莱茵和一些受试者全都坐在桌子前,展示超感应知觉能力。而另一张桌子前,我与其他一些人则对莱茵充满质疑。我们挤在一起,以便有机会瞄到展示者手中的牌。当时天色已晚,桌上亮着台灯,莱茵缓缓将手中的牌反面朝上放在桌上,我们这些观察者低下头,就看到了从牌的背面反射出的光。我们都知道,每张牌印制的花色不可能丝毫不差,那些看似平滑的表面,在某个角度下却会显出凹凸不平的微光,所以,如果站得恰到好处，就可看见每张牌反射出的不同光芒。于是，我们见到了星形、钻石、方形等暗影。我与另外两个观察者吉尔伯特和华生自告奋勇充当受试者，莱茵很高兴，认为自己找到了三位"完美"的受试者，然后，我们全都准确地指认出了他手中的牌。

故事点评：

艾瑞克森在这里强调了一个重点，那就是：不一定非要经过严密的训练，才能注意到纸牌背面呈现出的暗影分别，在某些情况下，你只需要以不同视角对事物进行观察，就可以做到深度看见，由此获得真相。

在接下来的故事中，艾瑞克森将讲述一位年轻人是如何将观察力与记忆力完美结合，由此练就了一手绝活。

艾瑞克森的故事：牌戏

在渥斯特，有位曾接受过我催眠的患者告诉我："我实在不喜欢展示我的这项技能，它总是让我头痛到几乎爆炸，但我觉得，你可能会想知道其中的秘密。"

这项让他头痛的技能是这样的：

随便谁去杂货店买上一副扑克，然后认真洗牌，洗上至少六次，继而将这些牌正面朝上一排排地摆开，再将它们一一翻转过去。之后把所有牌打乱重洗，再将它们背面朝上摆好，他能准确无误地指认出每一张牌的内容。可以说，只要他看过一张牌的正面和背面，那张牌就不可能逃出他的眼睛。

他向我揭示了火眼金睛的奥秘："大家买回的牌，背面图案基本都是由斜线交叉组成的小方格，因此，在牌的边缘处，难免被切割出些不完整的方格。我所做的，就是牢牢记住每张牌边缘的小方格样式而已——这张牌在这里缺了四分之一的小方格，那张牌在那里缺了二分之一的小方格。我不过是记住了52张牌背面方格的细微差异罢了，为了具备这项技能，我经过了大量的训练，花费了很多时间，这一招让我赚了不少外快，但也是真的让我感到头痛。"

人类具有让人惊叹的潜力，只不过，我们往往并不知道自己的潜力正藏在那里。

治疗精神疾病

My Voice Will Go With You

第十一章

　　在为患者治疗精神疾病的过程中，艾瑞克森从不试图解决患者的所有问题。他秉承着自己的一贯原则，努力促成微小的改变，因为即使是轻微的变化，也势必能引发患者身上巨大的转变。这源于精神疾病患者在面对外界事物时的反应，他们往往两极分化，十分极端。也正因此，艾瑞克森会把治疗策略制定得非常具体，而且见效迅速。

　　艾瑞克森治疗精神疾病的经验，最早来自于他在精神病院工作的经历。他的某些重要心理治疗的原则，很可能就基于这些体验。其中，他最推崇的两项治疗准则——"说对方的语言"以及"加入对方的行列"，必定都是从治疗精神病患中获得的感悟。

　　很多心理治疗师都习惯于"获取病史资料"，或对患者采取"说理"的方法，艾瑞克森却喜欢不按常理出牌。在这一章的很多故事中我们都能看到，他擅长将患者引导到紧要关头，让患者不得不采取行动或做出选择。

　　在本章中，我们还将看到艾瑞克森的其他治疗技巧，包括有效引导与重新构建。

艾瑞克森的故事：进入非现实世界

　　我在渥斯特工作时，有位患者十分彬彬有礼，温和又安静，每日循规蹈矩地到餐厅用餐、上床睡觉。但如果你向他提出问题，他却一言不发，只会十分喜悦地望向你。他唯一会说的只有"你好"和"再见"，而且仅限于回应别人的招呼时。

渐渐地，我对与他沟通的过程感到了不耐烦，我很想以他的身世与病史作为突破口，但显然，他活在一个与现实脱节的情境中，我根本无法获知这些信息。我花了好长一段时间，才摸索到进入他专属世界的方法。

某一天，我主动和他打招呼："你好。"他也回应："你好。"接着，我脱下夹克，并将夹克的内里翻出来，然后给自己穿上。

随后，我对他的夹克如法炮制，让他也穿上了内里朝外的上衣，这时我对他讲："把你的故事告诉我。"我于是得知了他的身世背景与病史资料。

加入对方的行列，便是如此。

故事点评：

当艾瑞克森将自己的夹克反穿上时，代表着他由此进入了患者那个"反转"的非现实世界。并且，他让患者也加入了他的行列，与他使用相同的"语言"，一旦两人身处相同的"反转"世界中时，他们就能顺畅地展开交谈。

另外，艾瑞克森还有十分智慧的一点，那就是他发现这位患者总是能回应别人的招呼，于是推断他很有可能会效仿心理治疗师的行为。

艾瑞克森的故事：站立的患者

　　有位患者曾在医院的精神病房里站了六七年。他从来不开口说话，但是会到自助餐厅用餐，然后自行回到精神病房来。他也会按照指示上床睡觉，并在必要的时候洗澡。然而，绝大部分时间里，他就是那么一声不吭地站着，你可以对他说上一个小时的话，却得不到任何回应。

　　一天，我决定采取一系列的措施，来激发出他的反应。我拿着一个地板磨光器走向他，这个地板磨光器由一块方形木板连接着一支长柄把手，方形木板上裹着一块旧地毯，使用的时候需要人们在地板上将它来回推动。

　　我不仅把地板磨光器塞给他，还把他的手指全都缠在把手上，整个过程中他只直直地站着，不做任何反应。之后的每一天我都会告诉他："请推动地板磨光器。"

　　最开始的时候，他只能来回推动两三厘米，而我每天都会要求他将推动的幅度加大，一小时接一小时，直到他将整个精神病房的地板全都擦遍了。他终于忍不住开口了，控诉我逼他一刻不停地拖地板，说我在虐待他。

　　我告诉他："如果你想做点别的事，我求之不得。"于是，他开始整理病房的床铺，同时发表各种见解，诉说自己的病史，并且表达出内心的种种错觉与妄想。不久之后，他就拥有了在院子里自由活动的特权，仅仅一年后，他就已经可以回家正常生活了，最开始是回家待上一周，接着是两周、三周，直到一个月之久。

虽然他依旧是名精神病患者，但是却已经能适应外界的生活了。

故事点评：

在这个故事中，艾瑞克森阐释了他的治疗原则：如何引发细微的改变，并逐渐扩大改变的范围。艾瑞克森在很多时候都会采取这种循序渐进的方法，尤其是在他治疗恐惧症时。而通过这例患者，艾瑞克森也示范了应该怎样引导患者，直到患者有能力管理自己为止。我就曾亲耳听见他对一位患者说："我会继续采取行动，直到你能自己行动。"在上面的故事中，患者开始不断依照艾瑞克森的命令行事，直到他自己打破沉默、抱怨艾瑞克森虐待他时，他才开始自主行事，当他能为自己发声时，艾瑞克森又提供给了他"其他的选择"。而这种抉择的能力，正是患者走向康复之路的第一缕曙光。

艾瑞克森的故事：谁是真正的耶稣？

在精神病房内，我曾遇见过两位耶稣。他俩整天逢人就说："我是耶稣基督。"还会执拗地拉住别人，一次次重申自己的身份。

这两位"耶稣"分别是约翰与艾伯特。我让他俩坐上了同一张长板凳，并说："你们都说自己才是耶稣，现在，你俩就坐在这里，约翰，我要你向艾伯特解释，你才是耶稣，而不是他；艾伯特，也请你告诉约翰，你才是真正的耶稣，而不是他。"

从那以后，他俩整天坐在板凳上，不停向对方解释为何自己才是真正的耶稣。一个月后，约翰对我说："我明明是耶稣，而那位疯狂的艾伯特却说他才是。"

我趁机告诉他："约翰，你刚刚说的话，和艾伯特说的一模一样。这世上只能有一个耶稣，所以你们两个人中一定有一个是疯子。"

之后的一个星期，约翰都在思索我的话，然后他找到了我："我所说的话竟然与那疯子完全相同，这一定意味着我也十分疯狂，我实在不愿意变成这样。"

　　我回答道："老实说，我并不认为你是耶稣。既然你不愿变得这么疯狂，我可以安排你去医院的图书室工作。"他在图书室工作了几周，之后又来找我："有件事情非常奇怪，图书馆里每本书的每一页上，竟然都有我的名字。"他一边说，一边翻开一本书，向我展示上面印着的"约翰·桑顿"这个名字，而他在其他页也都能找到自己的名字。我肯定了他的说法，并向他指出了每页中的"米尔顿·艾瑞克森"，除此之外，我还请他帮我找到了休·卡麦克医生、吉姆·葛里顿、戴夫·夏克的名字。事实上，我们可以在那一页书上找到任何他能想到的名字。

　　约翰终于明白过来："这些字母并不属于任何名字，它们只是英文字母！"

　　我点头："完全正确。"

　　约翰继续待在了图书室工作。六个月后，他康复回家，精神疾病由此痊愈了。

故事点评：

　　对于一般心理治疗师常用的"说服"技巧，艾瑞克森并不倚重，相反，他两次营造出了能让约翰自己醒悟过来的情境。而在这个过程中，艾瑞克森凭借的是"回映"患者行为的技巧。第一个情境中，艾瑞克森安排了另一位同样陷入错觉中的患者，以此来回映约翰的错觉；第二个情境中，艾瑞克森则自行回映了对方的行为——在书中找出自己的名字。这种回映也不断出现在艾瑞克森的学生罗勃特·林德纳的专著中，林德纳描写了一位心理治疗师在与沉溺于虚幻世界的患者沟通时，当他加入患者那个充满错觉的世界中时，患者反而开始扮演起心理治疗师的角色，企图告诉对方：两个人的思考形态，其实是一种与现实脱节的错觉。

艾瑞克森的故事：连环赌

我第一次去罗得岛州立医院时，曾在男性精神病房里工作。当时，有位名叫赫伯特的患者十分出名，他已经在那里待了将近一年。住院之前，赫伯特是位做体力活的工人，一度重达109公斤，每天除了工作就是玩牌。不知道从什么时候起，赫伯特开始变得忧郁起来，而且越来越严重，体重也跟着直线下降，最后，被送进了罗得岛州立医院。在他住院后，曾经有四个多月体重降到了40公斤以下。即使每天用导管喂给他4000千卡的营养品，他的体重也始终不见起色。

其他的医生早已厌倦了用导管喂食赫伯特，这项任务理所应当地落在了我身上，作为新手，我也只能接受。

当我喂食赫伯特时，他挑衅道："你一定和其他医生一样疯狂，准备在我身上耍些老把戏，比如假装用导管给我喂食，但是却会把里面的营养品突然变消失，这样我就没办法获得任何营养了。你们只会对我装模作样，假装把导管插到我鼻子里，假装往里面放东西，你们只会假装，因为我根本就是个没有胃的人。"

我静静地听着赫伯特的吐槽，忧郁症已经让他变得尖酸刻薄，当他告诉我他没有胃时，我立即接口："我认为你有胃。"

他很生气："你果然和其他医生一样是个疯子，这家疯人院里怎么有这么多疯子医生？也许这里才是最适合你们待着的地方！"

我继续给他喂了整整一周的营养品，其间我一再表示："下星期一早晨，你会亲自向我证明，你确实拥有一个胃。"

他当然不信："你真是无可救药，是疯子中的疯子。你竟然认为我会向你证明我有胃，我明明就没有胃。"

就在那个周一的早晨，我为赫伯特准备了充足的营养品——牛奶、奶油、生鸡蛋、小苏打、醋，以及生的鳕鱼肝油。通常，在用导管喂食患者时，必须持续不断地注入营养品，才能避免往胃里输入更多的空气。然而那天，我在替赫伯特喂食时，却故意挤了很多空气到他胃里，然后我抽回导管，站在一旁等着结果。果然，赫伯特打了一个响亮的饱嗝，他抱怨道："好臭的鱼腥味。"

我立即发声："这可是你亲口说的，你打了饱嗝，还闻出了鱼腥味。你之所以能打饱嗝，正是因为你有胃，你用打嗝的方式向我证明了，你确实有胃。"

赫伯特一边不停打嗝，一边气哼哼地说："你以为自己很聪明。"

我完全同意他的看法，我确实很聪明。

除了饮食问题，赫伯特还一直站着睡觉，也正是因为他，我才知道了人类居然可以站着入睡。护士们都很害怕督促赫伯特上床睡觉，因为他反抗起来就像是一头野兽，护士们只好让步。我在半夜巡视病房时，曾经在凌晨一点、两点和三点时都见到过赫伯特直挺挺地站在地上呼呼大睡。

于是，我又花了一个星期的时间告诉他："赫伯特，你会向我证明，你可以躺着入睡。"

赫伯特怒不可遏："你实在是无可救药了，你的脑袋里全是错觉。"

接下来的一个星期里，我每天都会询问赫伯特是不是会洗澡。赫伯特像是受到了某种羞辱，他说自己当然会沐浴，任何脑筋正常的人都会沐浴。"你是怎么回事，难道连这个都不知道吗？"他甚至生气地反问我。

某个傍晚，我将赫伯特带到了水疗室，并让他躺在循环流水的浴缸中。这种浴缸就像是一个带罩子的吊床，需要人在里面躺下来，只把头露在外面。赫伯特整个人都躺在浴缸中，与体温一致的温水循环冲刷着他的身体，这种情况下，他除了渐渐入睡，实在也没有其他可能。

第二天清晨，我叫醒了睡在浴缸中的赫伯特："我告诉过你，你最终会向我证明，你其实可以躺着入眠。"

赫伯特如梦方醒。

我接着表示："既然如此，你应该也能躺在床上睡觉。"从那以后，赫伯特回到床上睡觉了。

当他的体重增加到50公斤时，我告诉他："赫伯特，我已经厌倦每天都用导管给你喂食了，下周你得自己把那些营养品喝掉。"

赫伯特马上抗议："我不会吞咽，我不知道怎么进食！"

我根本无视他的抗议，说道："赫伯特，下周一早晨你将会是第一个冲到餐厅门口的患者，你会使劲敲门，冲值班护士大叫：'开门！'因为你着急喝一杯牛奶或一杯水。我会事先在餐厅的一张桌子上准备好水和牛奶，而你会急不可耐地将它们喝得一滴都不剩！"

赫伯特拼命摇头："我想你真的没救了。可惜啊，像你这样的年轻人竟然在这儿和一群疯子为伍。"

我又用了一周的时间每天提醒他：你将会冲到餐厅门口使劲敲门，恳求喝一杯牛奶或一杯水。

到了周日晚上，我亲眼看着赫伯特上床睡觉了，然后请值班护士将他的四肢绑得结结实实，让他无法自己下床。而在此之前，我已经在当天的营养品里放了不少的盐。

睡到半夜，赫伯特就发现口渴了，而且是非同一般的渴。好不容易熬到第二天早晨，他刚被松绑，就不顾一切地冲到了饮水机前，可饮水机已经被关上了，他又冲向卫生间，卫生间的水也被关掉了。他只好冲向餐厅，使劲拍着门大叫："快开门，我需要一杯水，需要一杯牛奶！我很着急！"

然后，他将水和牛奶一饮而尽。

当我走到病房时，赫伯特还是不服气："你真的以为自己很聪明吗？"

我告诉他："的确，过去我就这么认为，现在也不例外。"

在赫伯特能够自己饮用牛奶与汤汁后，却还是拒绝吞咽固体食物。不久他的体重上升到了 52 公斤，于是我告诉他："下周你就会吃固体食物了。"

赫伯特说："你比我想象的还要疯狂，我根本就不会吞咽固体食物！"

我耸耸肩："下周你自然就能做到了。"

我该怎么去做呢？我的诀窍，就是利用人性的正常反应。

我让赫伯特坐在餐桌旁，并在他面前放上满满一盘子食物，而他的左右两边，则坐着两位有怪癖的精神病患者，他们从来不吃自己的食物，而是专门喜欢从别人的盘子里抢东西吃。赫伯特当然知道盘子里的食物是属于自己的，所以当他被两面夹击时，唯一能保护自己食物的方法，就是将它们吞到肚子里去！他不想让身旁的两个人抢走自己的食物——这是人类的天性。

当赫伯特吃完第一顿固体食物后，我问他是否喜欢这顿晚餐。他回答："我一点也不喜欢，但我不得不吃下去，因为它是属于我的。"

我说道："我早告诉过你，你可以吞咽固体食物。"

赫伯特一面咒骂我，一面悻悻离去。

当他体重达到 55 公斤时，我准备恢复他的食欲，因为他认为自己吃下固体食物并非出于自愿，只是为了自己的东西不被抢走而已。

我又跟他打了个赌："赫伯特，你会发现你确实存在食欲，也确实能感受到饥饿。现在是一月份，虽然罗得岛是冬季，但是这并不妨碍你到医院附属的农场中去砍柴，我要你不吃午饭就去，把农场里那棵直径 5 米的大橡树劈成柴火，这样你肯定就能恢复食欲了。"

赫伯特告诉我："你真是个不折不扣的幻想家。"

当我把赫伯特送到农场后，我去找了餐厅的厨师威尔斯太太，她体态肥胖，并且热爱美食。我请她帮我一个忙："今天请你别吃早餐和午餐，晚餐时你可以大快朵颐，但是必须准备双倍分量的美食。记住，出手一定要大方些，比你饭量的上限多上足足一倍，稍后我会告诉你把这些食物放在哪儿。"

那天傍晚，赫伯特从农场砍柴归来，我让他站在餐厅的一角，正对着已经摆好餐具的餐桌。餐桌前有两个座位，威尔斯太太正坐在其中一张椅子上，随即她端上来几盘盛得满满的美味佳肴，大口地吃了起来。

赫伯特目不转睛地看着她狼吞虎咽，终于，忍不住请求道："我可以吃一些吗？"

她回答："当然可以。"

赫伯特马上坐下一通风卷残云，他实在是饿极了。

记得我的女儿们在晚餐后，总是习惯拿些骨头出门喂狗，她们总会告诉我："那些狗啃骨头的模样让我忍不住要流口水了，我真想凑上前去也啃一啃那些骨头。"

可怜的赫伯特，当他看到威尔斯太太享用美食时，一定也直流口水。

等吃完食物后，赫伯特告诉我："你确实很聪明。"

我却决定和他再打最后一个赌："赫伯特，你过去非常爱玩牌，可如今你在医院住了将近一年了，任何人却都说服不了你玩牌。但我保证，今天晚上你就会主动要求玩牌。"

赫伯特觉得这简直是天方夜谭，他奚落我道："要是果然如此，今天就是个值得纪念的大日子！"

当天晚上，两位健壮的护理人员将赫伯特夹在中间，带他走向了一张牌桌，去旁观四个有严重精神障碍的患者玩牌。其中一个人玩扑克，一个人玩桥牌，另一个人玩的则是某种被称为"皮那克"的牌戏。他们会轮流发牌及出牌，但其中一个人说的是："我要那张，这就成一对了。"另一个人却说："我出大王。"接下来第三个人宣布："好耶，我得了三十点！"他们就这样牛头不对马嘴地玩着牌，并且一局接一局。

赫伯特被迫站在那儿，无奈地看着这一出闹剧，最后，他实在忍不住了："赶紧让我离开这些白痴，我受不了他们这么胡闹。只要你们让我离开这儿，我愿意玩牌。"

稍后等我巡视病房的时候，看见赫伯特正在玩牌。发现是我，他抬起头说道："你又赢了。"

我回答："是你赢了。"

几个月之后，赫伯特康复出院。而今，他的体重已经达到了 82 公斤，并且每天辛勤工作、正常生活。我为他做的，只不过是矫正了他的症状而已，我设法将他引入某种情境中，从而促使他自己修正了自己的问题。

故事点评：

在这个案例里，艾瑞克森利用医院的场景，设计出促使患者付诸改变的治疗方法。

艾瑞克森没有让患者固守在某一个情境中，而是采用了较为复杂的心理束缚技巧。艾瑞克森一再向赫伯特证实：他原有的观念是错误的。他让赫伯特打嗝，以此证明赫伯特并非没有胃；他让赫伯特在水疗浴缸中睡觉，以此证明赫伯特并非只能站着入睡；他设法让赫伯特感到口渴，并且迫不及待地想要喝水，以此证明赫伯特并非不能自主吞咽；他又将赫伯特放在两个抢人食物的患者中间，以此证明赫伯特并非不能吃固体食物；而他通过让威尔斯太太在赫伯特面前大快朵颐，以此证明赫伯特并非没有食欲；最后，他故意安排赫伯特旁观四个患者玩牌，以此让赫伯特自己做出保证："只要你们让我离开这儿，我愿意玩牌。"艾瑞克森凭借一个个巧妙的布局，引导赫伯特不断看见自己的渴望——最终达到深度看见。

艾瑞克森十分谦逊地表示："我为他做的，只不过是矫正了他的症状而已，我设法将他引入某种情境中，从而促使他自己修正了自己的问题。"实际上，通过连续矫正一个又一个的症结，艾瑞克森逐渐激发出了患者特定的行为模式、思考模式以及回应模式，赫伯特从而意识到自己不但拥有对食物的欲望，同样也对生命充满希望，而且想要玩牌与他人展开互动，拥有正常的社交。

说到底，艾瑞克森是如何引导当事人以特定的方式产生回应呢？就拿赫伯特的例子来说，艾瑞克森运用的，是基本的人性反应——竞争与模仿倾向（比如见到他人大吃大喝，自己也会很有食欲）；同时，他还使用了"认知"策略——比如让赫伯特在理智上无从否认自己拥有胃，不然不可能打嗝。

当然，赫伯特毕竟是身处医院中，艾瑞克森有条件全权掌控对方的行为。然而，即使在日常治疗过程中，艾瑞克森也同样展示出了心理束缚的技巧。心理束缚和生理束缚本质相同，患者被刻意放置在某个心理情境中，而这个心理情境势必导致出预期的结果。在这个故事中，面对每个具有挑战性的情境，赫伯特都做出了预期的回应，其过程就好像是在进行一场又一场的打赌，而每回艾瑞克森都能一举猜中结果。这样真正能帮助患者的心理治疗师，想必也会使患者印象深刻。

在治疗期间，艾瑞克森每处理一项症状，都是先由外围的问题入手，一旦促成改变后，便转向更为核心的部分。基于之前不断成功的经验，他之后一连串的成功也就并不意外了。

着眼未来

My Voice Will Go With You

———

第十二章

1980 年 12 月 7 日，在艾瑞克森式催眠疗法与心理治疗国际研讨会中，杰·哈利这样说道："艾瑞克森对于'掌控权力'这件事十分享受。曾经有段时间，人们对权力有着极为负面的看法，艾瑞克森却不这样认为，他一点也不介意掌握权力或运用权力。我记得他曾向我说过他在某个审核小组担任成员时的经历：'那里根本没有所谓的权力核心，于是我当仁不让，出面掌控了全局。'他竟然这么愿意争取并使用权力，如果他利用自身的影响力作恶，后果一定不堪设想。幸运的是，他不仅仁慈善良，而且始终乐于助人，很多人都受到过他的帮助。"

虽然艾瑞克森酷爱恶作剧，但他始终心存善意。恶作剧多半被人用来表达隐藏的愤怒之情，但在艾瑞克森的家中，恶作剧的"受害人"往往与"行凶者"同样快乐无比。在艾瑞克森式的恶作剧中，"受害人"绝不至于受到伤害，只不过，有时谁才是真正的"受害人"倒是会引发一场争论。总之，艾瑞克森制造出的种种玩笑，并不是源于愤怒，也不会借此传播任何不满。

本章所列举的故事，全都可以被视为是为了达成某种目的而"设计"出的情境。在许多案例中，恶作剧与幽默故事已经成为艾瑞克森心理治疗的标准模式。当艾瑞克森进行心理治疗时，他就像设计一出恶作剧一样，对结果早已了如指掌，却把患者蒙在鼓里。艾瑞克森习惯先在心中设定一项目标——将患者"病态"或自毁式的反应，转化为比较"健康"或有建设性的心态。而他身为心理治疗师，从这时便开始操纵情境，以达成目标。整个过程中他不惜运用各种策略，比如应对挑战、转换注意力、幽默等技巧，以维持并激发患者的动机与兴趣。

因此，艾瑞克森恶作剧的底色并非是愤怒，而是惊讶。这一点也体现在他进行心理治疗的过程中，患者往往对艾瑞克森的"处方"及自身的反应都惊讶不已。就像是人们在悬疑气氛渐浓的情境中，突然听到有人一句道破玄机后的轻松，患者在得到清晰明了的解决方案时，也会感到大为安心。

艾瑞克森认为，突如其来的惊奇有助于破解僵化的心智系统，利于人们实现深度看见。然而，这种惊奇不一定非要以复杂的方式呈现。在我初次与他会面的过程中，当双方交谈到一半时，他突然拉开抽屉，拿出了一个三轮脚踏车的喇叭，连续挤压了圆球三四次——"嘟、嘟、嘟"，他对我解释道："惊奇永远有帮助。"当时，这在我看来纯粹是他的顽童之举，然而如今追溯起来，我相信正是这个插曲营造出了一个良好的气氛——我因此顺利地进入了催眠状态，并对他的暗示有所回应。突如其来的喇叭声，不仅没有让我感觉怪异，反而带来了一种属于童年的特质，而这特质可能正是艾瑞克森激发我儿时记忆的媒介。

在本章中，始终贯穿着"着眼未来"的理念，这与艾瑞克森惯常的预先计划及"掌控"颇为符合。

艾瑞克森的故事：掌控

长久以来，人们总是指控我控制患者——对于这些批判，我的回答是：每一位母亲都在控制她的孩子，只有这样，婴儿才可能活下来。我们的生活离不开控制，当你到商店购物时，常会不经意地指挥售货员按你的意思行事；当你到餐厅用餐时，你理所当然地让侍者做这做那；连学校老师为了达到教学目标，也会设法逼着学生练习读写。事实上，生命原本就是一场控制，最后一次控制就是让你永久长眠，那绝对是不折不扣的控制行为，他们必须先将棺木往下放，然后再抽回绳子——整个过程，全是早有计划的。

故事点评：

艾瑞克森强调，在生命所有的场合中，你势必会进行控制。保罗·华兹拉韦克在其作品《变化的语言》一书中指出："人不可能不造成影响。"每一项沟通都会引发各种回应，因此，连沟通本身也是一种掌控行为。我们每个人都可能随时随地进行有效的、适切的以及深具建设性的控制。在这则简短的故事中，艾瑞克森用由生到死的过程，解释了我们掌控与被掌控着的一生。

艾瑞克森曾经指导心理治疗师怎样架构故事，他表示："可以选择一本口碑良好的作品，从最后一章读起。读完最后一章后，揣测先前一章的故事情节，并试着从不同方向、角度进行推理，不用害怕你的揣测会错误百出。接下来，请仔细阅读往前的那一个章节，并继续揣测再前面一章的情节是什么。就这样，你从最后一章往前读，一章章倒推着读完了整本书，你不仅进行了阅读，还练习了从不同方向进行推测。"

艾瑞克森特意强调，这么做不仅能有效地学习构建故事，也能学习如何从任意方向进行推理。由此，我们有机会突破个人僵化的思维模式。

通过这些故事，艾瑞克森暗示我们：不妨先设定目标，然后再想尽各种方法达成目的。以下有关他儿子巴特的几个故事，则进一步展示了艾瑞克森一家人的恶作剧天赋。故事本身就已经很有趣味性了，再加上艾瑞克森锦上添花的描述，这些故事足以显示出他们乐观、幽默的人生态度。

艾瑞克森的故事：访亲记

巴特调迁到加州潘德顿军队时，他打算拜访一些住在当地且素未谋面的亲戚。

在某日的凌晨三点，巴特敲响了一户人家的大门。男主人开门后，巴特以报告长官的口吻说道："先生，我有一个口信要带给你的妻子，可否请你的妻子出来？"

男主人表示："你能不能将口信告诉我，由我代为转达？"

巴特坚持道："先生，这口信是给你妻子的，你能否请她出来，让我亲口告诉她。"

巴特被带进了屋里，对房子的女主人说道："女士，我刚才执行完任务正准备回军营，突然就想到了我的母亲，以及她老人家调制的可可奶。我相信她很乐意我将配方传给别人，所以，现在我要向你展示我母亲调制可可奶的秘诀。"

一旁的男主人感到不可思议，他心中甚至盘算起是否该报警，或者找海岸巡防队来解决此事。

巴特不由分说地制作起可可奶来，一面还与男女主人说着家常，当可可奶快要完成时，他以"可可奶对儿童很有好处"为由，让男女主人叫来了他们的三个孩子，然后像马戏团的小丑一样和孩子们玩耍。可可奶大功告成后，巴特喝了一口，并深深叹了口气："和我母亲亲手调制的一模一样，我可真想念她老人家。"

"你母亲住在什么地方？"女主人忍不住问。

"她现在住在底特律，她叫伊丽莎白。"

"那她姓什么呢？"

"不如我先告诉你她的中间名吧，是尤菲米亚。"

女主人惊呼起来："伊丽莎白·尤菲米亚？老天，你姓什么？"

"我姓艾瑞克森，亲爱的安妮塔表姐。"

一年后，我凑巧有机会前往加州，在探访巴特的这位安妮塔表姐时，得知了以上的故事。

艾瑞克森的故事：有效利用权威

巴特19岁时自己住在密歇根州，而我们则远在凤凰城。他来信说想买辆车，但是需要有人签字授权，因为他还没成年。我回信说："巴特，我无法在你买车的授权书上签字，因为我们距离太远了，我不能为你担负责任。我相信密歇根一定有不少好心人，你肯定能找到一位声誉良好的人替你签授权书。"

不久后，他来信讲述了自己获得授权书的过程：

一天，他走进了某人的办公室，自我介绍道："我今年19岁，我想买辆车，我父亲远在亚利桑那州，他无法签署这份授权书，我希望你能替我签字。"

对方问他："你是不是神志不清了？"

巴特斩钉截铁地回答："不是的，先生。只要你稍微思考一下，就会发现我的头脑非常清醒。"

对方想了想，然后点点头："确实如此。把文件给我吧！"

这个人正是密歇根州安那阿拉伯市的警察局长。

　　巴特严格遵守着交通规则，停车时从未让车身超出范围一厘米，开车时更不会超过限速一公里。然而，当他第一次开车去底特律市时，就被一位交通警察当街拦下，对方说："原来你就是巴特·艾瑞克森，我一直很想见见你的庐山真面目。"之后当巴特与几位朋友开车前往密歇根北部时，一位骑着摩托车的交通警察追上了他们，巴特的朋友紧张地问："你难道做错了什么？"巴特回答："当然没有。"这位警察走到车旁，对巴特说："原来你就是巴特·艾瑞克森，我实在想亲眼瞧瞧，敢让警察局长替他签字授权的小伙子到底长什么样。"

故事点评：

　　巴特很清楚，愿意负责授权他开车的人，必定也是有权撤销此项授权的人。而巴特显然深信自己不会触犯法律，所以才敢向警察局长要求授权。

　　这个故事所传达的主要信息在于，人们并不需要害怕权威。事实上，人们可以利用权威达到目的，权威往往会对有效的策略做出回应。而故事中透露的另一项信息则是：对于出格或者非常态的接触方式，人们通常会产生正面反应。一般说来，不按常理出牌势必引人瞩目，比如那些将巴特拦截下来的警察，就对这个年轻人与警界最高权威打交道的模式十分好奇。同时，不按常理出牌也能帮自己逃过社会中既定的陈腐障碍，比如获取驾照所要忍受的烦琐手续。此外还有一点，那就是就内心层面来说，不按常理出牌能有效呼应我们的"内在权威"，帮我们避免种种自我非难与苛责。

艾瑞克森的故事：幽默的作弄

六月时，巴特在他的来信末尾特意附上了一句："写完这封信后，我得赶去与杜拉蕊丝见面。"巴特一向有自己的秘密，于是，我们默契地没去追问杜拉蕊丝是谁。

大约一周后，我们又收到了他另一封信，其中依然一笔带过了杜拉蕊丝。而在那之后，这个名字总会看似不经意，却又经常地出现在他的来信中："我与杜拉蕊丝共进晚餐""我将去和杜拉蕊丝聊天"以及"我有些袜子，杜拉蕊丝一定会喜欢"等等。与此同时，他在写给祖父的信中也屡屡提到了杜拉蕊丝，而我的父亲也没有问过那是谁。

转眼到了八月中旬，巴特来信表示："我应该给你们寄一些杜拉蕊丝的照片。"他对我父亲也说了同样的话。于是，大家都安心等着谜底揭晓的时刻。九月中旬时，巴特来信告诉我们："我希望祖父与祖母会喜欢杜拉蕊丝，而且，我已经想到了一个能让祖父与祖母和杜拉蕊丝见面的办法——我准备去祖父母家过感恩节。"

　　感恩节那天的凌晨一点，巴特冒着严寒出现在他祖父母家的门口。他进门后，我父亲忍不住询问："杜拉蕊丝呢？"

　　巴特做了个十分搞怪的表情，然后说道："她在上飞机时出了点状况。现在她就待在门外，但是没穿衣服。"

　　"她为什么要待在门外？"

　　"因为她没穿衣服啊！"

　　我母亲马上表示："我得赶紧拿件浴袍来。"我的父亲则嘱咐巴特："你去把那女孩带进来。"

　　巴特走出门，搬进来一个巨大的纸盒，看起来相当沉："这是我唯一能把她弄上飞机的方法。因为她衣衫不整，不符合航空公司的规定。"

　　"小子，快打开盒子。"

　　他打开盒子，杜拉蕊丝终于现出原形——一只火鸡和一只鹅——两个都被命名为杜拉蕊丝，而巴特的祖父母果然相当喜欢杜拉蕊丝。

　　所以，永远别信任艾瑞克森家族。

艾瑞克森的故事：吊胃口的把戏

　　在我女儿克莉丝汀 15 岁那年，她和一位女伴去北方高中看篮球赛。她回家后跑来告诉我："你猜我在球赛中看见了谁？

就是很多年前从我们这条街搬走的那个小男孩杰夫，我们后来还经常猜他过得怎么样了，现在他是北方高中的学生，不仅成了一名优秀的运动员，学业也很棒。我现在最大的问题是：怎么让他主动来约我，而且一定要出于自愿。"

在接连看完三场球赛后，克莉丝汀又来找我："杰夫可能还不知道，他会在明天打电话约我出去。"

第二天，我和克莉丝汀都格外关注电话的动静。下午，电话铃果然响起了，是杰夫，他打来电话邀请克莉丝汀出去和他约会。我故意等了一会儿，然后才开口问道："你是怎么策划这件事的？"

她回答："我的女伴太害羞了，根本不敢去向杰夫介绍我。所以，看第二场球赛的时候，我就主动上前自我介绍：'我敢打赌，你一定不记得我了。'他上下打量我一番，然后说：'我确实对你没什么印象。'我告诉他：'我是艾瑞克森家的女孩，你猜是哪一个？'"

他仔细审视她，然后回答："克莉丝汀。"

她表示："答对了。很高兴这么多年后还能见到你。"然后不等他答话，她就急忙说着："我必须去找我的朋友了。"随即转身离开——这真是吊人胃口的老把戏。杰夫还没来得及向她问出任何问题，她就已经走了，留下他满腹疑问地站在原地。

之后，克莉丝汀老远看到杰夫与另一位男孩聊得正起劲儿，于是偷偷凑上去偷听他俩的话题，之后又悄悄走开。等杰夫一走，克莉丝汀马上就去找那位男孩攀谈，聊的依然是刚才的话题。他俩并没有自我介绍，只是就事论事地讨论起来。

到了第三场球赛的时候，克莉丝汀又找到了那位男生，继续聊起了之前的话题，这时杰夫走了过来，那个男孩说道："嗨，杰夫，让我向你介绍——噢，老天，我们还都没有介绍自己呢！"克莉丝汀转头对杰夫说："我想，你得替我们互相介绍了。"

也就是在那天晚上，我女儿兴冲冲地告诉我：杰夫会在明天打电话约我出去。

故事点评：

克莉丝汀利用技巧，给出了足以引发杰夫兴趣的信息与相遇机会，但却刻意不让他的好奇心得到满足。他被吊足了胃口，渴望对她有进一步的认识，当她让他将自己介绍给他的一位朋友——一位受他尊敬、又显然对她颇感兴趣的朋友——他对她的感受，已经不仅是带来温暖记忆的儿时玩伴了，还是一位对年轻男孩们深具吸引力的同龄人。而且，如此情境下势必会勾起他的嫉妒心与竞争天性，克莉丝汀看见了这一点，也就因此确定他会很快采取行动。

艾瑞克森的故事：巴掌的威胁

　　我的女儿贝蒂·爱丽丝被一所学校聘为教师，在她签署聘书时，校委会的董事们全都紧张地屏息以待，直到她签好了最后一个字后，大家才松了口气。爱丽丝觉得这很反常，忍不住猜测背后的玄机，而不久后，她就知道了真相——她所负责的那一个班里，全都是些问题少年，他们每个人都有一长串的犯罪记录，是名副其实的不良少年。其中最严重的一个，竟然被警方逮捕过 30 多次，其中甚至包括两项袭警的罪名。而这位问题少年身高将近 1 米 9，重达 100 公斤，上个学期时，他曾问过任课老师一个问题："如果我甩你一巴掌，你会怎么样？"显然，那位老师的回答不合他的心意，因此他一巴掌把她打进了医院。爱丽丝听后忍不住想："不知这可怜的小子何时会来纠缠我，我的身高只有 1 米 58，体重不过 46 公斤。"

　　她并没有等太久。

　　一天，她正骑着自行车，老远就看见这小子带着一脸坏笑走了过来，爱丽丝则圆睁着眼睛，装出一副不明就里的模样，他拦在她面前问道："如果我甩你一巴掌，你会怎么样？"爱丽丝立即冲到他面前，大吼道："老天帮忙，我会宰了你！"

他大概从未听过如此弱小的人发出如此巨大的吼声，他一脸茫然，开始乖乖地听从她的话。而且，从那以后他还成了她最忠诚的保卫者，不允许其他孩子再来骚扰她。这件事确实很奇妙，爱丽丝的表现堪称一流，出人意料的反应总能对事情有帮助，因此，你千万不要按照别人的预期行事。

艾瑞克森的故事：短腿小猎犬与德国狼犬

我的一位学生身高只有1米52，某天傍晚，当她带着她的宠物——一只短腿小猎犬——外出散步时，一只大型德国狼犬突然冲过来，对着她和小狗咆哮，一副要将他俩生吞活剥的样子。她一把抱起了小狗，突然对着那只主动挑衅的大狗尖声咒骂起来，很快，大狗就凸着眼睛跑掉了。只有当你做出意外之举时，才有可能让对方产生重新布局的想法。

艾瑞克森的故事：打岔

就在昨天，我接到了一位昔日学生的来信，在信中，他讲述了自己与一位有严重偏执倾向的患者的故事。

在见面时，那位患者只顾着倾诉自己的想法，我的学生一再尝试吸引对方的注意力，却总是得不到回应。于是，他想到了"不按常理出牌"的策略，突然将话锋一转："我也不喜欢吃肝脏。"对方愣了一下，摇了摇头说道："我比较喜欢吃鸡肉。"自此，患者开始正式切入自己的问题。突如其来的意外之举，多半会打乱对方的思绪，并让行为发生转向，对此人们应该多加利用。

在我还是一位实习医生的时候，每当教授想要训斥我，我就会用某个不相干的、看似愚蠢的话题打岔。在某个夏天，一位教授刚开口指责我："艾瑞克森，我不喜欢……"

"我也不喜欢雪。"我快速接口。

他感到莫名其妙："你在说什么？"

我回答："雪。"

"什么雪？"

"真是奇妙——竟然没有两片雪花是相同的。"

在我看来，心理治疗师在任何时候都应该准备一些话题，每当患者滔滔不绝发表着与主题无关的演讲时，治疗师便可以有效地岔开话题，比如说："我知道你的想法。我也喜欢火车。"

故事点评：

艾瑞克森总是设法确定，掌控着治疗流程的是他，而非患者。卡伦·霍妮曾说过："患者接受心理治疗的目的，并非为了治愈他们的精神问题，而是为了让问题更臻完美，变得无懈可击。"如果任凭患者主导心理治疗，几乎所有的患者都会用尽各种方法，以避免产生治愈性的改变。因此，当患者走在毫无益处的轨道上时，心理治疗师应该引导其走出来，转而走上更能获益的治疗之路。

艾瑞克森的故事：追求妙招

在一场舞会上，我的儿子蓝斯被一位女孩深深吸引，于是不仅邀请她当舞伴，还顺势提出了约会邀请。女孩的态度礼貌而坚决："我不能去，我已经有男朋友了。"

蓝斯表示："我一点也不介意。"

女孩不为所动："我的答案依然是'不'。"

一个月后，蓝斯再次见到了那女孩，于是再次邀请她跳舞，并提出了约会邀请。女孩回答道："你已约过我一次了。当时我的答案是否定的，现在还是否定的。"

蓝斯仍不死心："那我们到奥斯卡餐厅去，坐下来好好谈清楚。"

她难以置信地望着他，就像在看一个神志不清的人。

蓝斯很是锲而不舍，他暗自对女孩做了一番调查。然后，在某个周日的下午，他与好友一起走进护理学生宿舍的会客大厅，那位女孩正在那儿与她的男友嬉闹，蓝斯立即走过去对她说："库琪，我要你见见我最好的朋友狄恩。狄恩，这是我的表妹库琪。只不过，我并非是她的亲表哥，而是毫无血缘关系的远房表哥而已，我们很少对家族以外的人解释这些。"不等库琪有所反应，他接着问道："乔治叔叔的腿伤如何？"

女孩当然知道她有位腿受伤的乔治叔叔住在密歇根北部。

他又问："娜莉姨妈去年夏天做了多少罐草莓呢？"女孩当然也知道自己有位名叫娜莉的姨妈，素来喜欢自制草莓并储存起来。他再问："维琪近来代数学习得如何？"库琪当然知道维琪在学业上遇到了困难。

此时，库琪的男友在一旁已经听得瞠目结舌，蓝斯于是问道："你认识库琪吗？我是蓝斯，是与库琪毫无血缘的远房表哥，我们不怎么对外人说这些事。"接着，他转向好友狄恩说道："狄恩，你不如请他出去吃顿晚餐。"

狄恩马上走过去，手臂搭在那位一头雾水的男孩肩头。而蓝斯则对库琪说："我们有好多家族的事情可以聊聊。"

在我们认识库琪的这些年中，她安静、温和又坚定，从未提高过嗓门说话。但在当时，库琪大声回应道："我也有好多事情想向你问清楚。"但她却并未注意到，自己已经在不知不觉中走入了蓝斯上次提到的餐厅。

他俩订婚后，库琪向蓝斯索取照片，于是他给了她一张照片。那张照片是我亲自替他拍摄的，照片中的他是个全身一丝不挂的小男孩。

故事点评：

1980 年，当我向蓝斯与库琪查证上述故事时，他们依然记忆犹新。

一如蓝斯深信自己必定能打动库琪、让她接受自己一般，艾瑞克森也很坚信患者一定能对他言听计从，他同时坚信，他的心理治疗必将获得成功。自信的基础并非单纯是乐观的态度与思考的模式，而是来自多年的临床经验、细致的观察以及不辞辛劳的准备工作。

艾瑞克森的故事：两个跛子

在上了三周课后，医学院的学生都已经知道了我喜欢恶作剧，于是，我趁机指挥他们演一出好戏："下周一的早晨，杰瑞，你到四楼去让电梯门维持开放的状态。汤米，你负责在楼梯口观察楼下的动向，当你看到我要上楼，赶紧通知杰瑞让电梯升上来。山姆，你则待在一楼使劲按电梯的按钮。此外你们还有件事情要做，请四处散播一个消息，说下周一的早晨，艾瑞克森医生将会在班上做件大事。"

他们散播消息的功夫十分到家，周一当天，全班学生都到齐了——包括那个戴假肢的男孩。他在读大一时性格非常外向，待人友善，成绩优异，人人都很喜欢他。然而，在大二那年，他因为车祸失去了一条腿，当他装上假肢后，整个人完全变了样，遇事退缩又过度敏感，虽然成绩依然很好，但是待人已经不像往常那样友善，既不主动向人打招呼，也从不回应他人的招呼，整天只埋首在书本之中。

在那个周一，杰瑞依照安排上到四楼，霸占着电梯不放，汤米则在楼梯口放风，七点半时，全班学生都已经站在楼下等我，而趁着等电梯的工夫，我和他们聊起了天气和底特律的新闻趣事，突然，我转头对山姆说："你的拇指怎么了，它难道这么软弱无力吗？你倒是使劲按一下电梯按钮啊！"

山姆回答："我一直在使劲地按啊！"

"也许一个拇指的力量不够，你试着两个拇指一起按。"

他无奈地说："我早试过了，大概是清洁工怕我们把他的水桶弄翻了，所以故意占着电梯不放。"

我再让山姆继续试试，山姆咬牙切齿地去摁电梯摁钮，电梯却迟迟不见踪影。我转向那位装了假肢的学生："让我们这对跛子一步步走上楼去，把电梯留给这些四肢健全的人吧。"

我们"这对跛子"于是开始上楼。汤米则向杰瑞打了个暗号，山姆这时在楼下再次按下电梯按钮，于是情况成了这样：那些四肢健全的学生，全都等着电梯到来，唯有我们这对跛子，却自食其力地走上了楼。经过那堂课后，这位装了假肢的学生重新活跃了起来。他有了一项新的自我认同，他某些方

面已经和教授一样了——"我们这对跛子"。我身为教授，也
同样有条残废的腿，他与我认同，我也与他认同。出于这份全
新的自我定位，他重新找回了往日的积极心态，仅仅一小时之
后，他就和大家谈笑风生了。

故事点评：

通常，只要改变患者的内在价值标准，某些问题就可以迎
刃而解。在这个故事中，艾瑞克森事先做了巧妙的安排，甚至
不惜找来共犯，这和魔术师在表演前做的种种准备异曲同工，
而人们在构思恶作剧时也常会有这样的流程。

艾瑞克森的故事：空白卷

很多意义非凡的心理治疗，看起来任务艰巨，其实经常
可以通过相当简单的方式予以完成。曾有一位院长拜托了我
一件事，他有位下属兼学生能力出众，在病理学方面很有天
赋，还对幻灯片很感兴趣。但是，这位学生十分憎恨精神科
医生，并且伶牙俐齿，会以各种方式让他遇到的一切精神科
医生下不了台。

我告诉院长不用担心，我自有办法应付。

开课的第一天，我向全班同学做自我介绍，并且告诉大家，我与其他医学院的教授不一样，我不认为自己教授的课程至关重要——尽管我心里知道自己教的课十分关键。学生们对我的这种说法自然欣然接受。我又接着说道："对精神医学稍微有兴趣的学生，我将提供 40 本课外参考书目；对精神医学比较有兴趣的学生，我会提供 50 本课外参考书目；至于对这个科目非常有兴趣的学生，我则会提供 60 本课外参考书目。"

接着，我要求全班学生从书目里任选一本写篇书评，下周一交卷。

到了周一时，那位憎恨精神医学的学生也站在队伍中，但他交给我的是一张白卷。

我告诉他："不用细看你的书评内容，我就已经找出了两项错误：你没有标示日期；同时也没有签名。所以，请你拿回去进行修改，下周一补交，记住，写书评和研究病理幻灯片是一样的。"

一周之后，我收到了这辈子见过的最出色的书评。

故事点评：

艾瑞克森很清楚交白卷暗含的羞辱之意，但就像他一直说的："绝不接受羞辱。"当他拒绝将这位学生的行为视为羞辱时，他的异常反应反而一举收服了对方。他指出对方的"两项错误"，这样就确保了自己身为权威的地位，而通过引导学生发现书评与病理幻灯片的相似之处，展示了自己基本的教学原则——引发学习动机，并将新知识与旧知识加以联结。同时，他把空白卷和书评一样对待，煞有介事地进行评价，艾瑞克森由此示范了"加入对方行列"原则。下面这个故事，将对这一原则做出更详尽的说明。

艾瑞克森的故事：翻天覆地的露丝

一天，渥斯特医院的院长向我抱怨："我真希望有人能去对付露丝。"

我于是打听到了露丝的事迹。那是位 12 岁的小女孩，外表漂亮娇小，言谈举止也端庄有礼，很多人初次见面就会喜欢上她。然而，医院里所有的新护士都会收到这样一条警告："躲开露丝。她会扯烂你的衣服，弄断你的手脚！"

新来的护士们，往往不会将如此恶行和面前这位甜美的小女孩扯上关系，露丝则会专门请求新来的护士："您能否给我一个蛋卷冰激凌，还有一些糖果？"

护士们多半会一口答应下来，而露丝在接到食物后，往往会先笑容甜美地道谢，接着再以一记空手道劈向对方的手臂，或是扯裂对方的衣服，使劲踢打对方的胫骨，或猛踢对方的脚。对露丝来说，这些就像是必需的流程，她乐此不疲。

同时，她还喜欢每隔一段时间就将病房墙上的壁纸扯得支离破碎。

我向院长透露了我的办法，他听完后点点头："我想这个方法一定有效，我会找位护士协助你完成计划的。"

之后的一天，我收到了露丝又在作怪的消息，于是立即赶到病房。露丝已把四面墙上贴的壁纸全都撕了下来，我走上去，帮她撕毁了床单，并和她一起将整张病床大卸八块。我甚至还帮她打破了所有的窗户，并顺势提出建议："露丝，让我们一起把墙上的暖气管道拔掉，再将里面的管线扭断。"我们坐在地板上，齐心协力，用尽力气，终于成功破坏了暖气设备。

然后我站起来，环视四周说道："这里没什么可以破坏的了，让我们去破坏别的房间吧。"

露丝似乎有些迟疑："你确定要这么做吗？"

我表示："当然，挺好玩的，不是吗？我认为这事很有趣。"

当我们经过走廊时，看到一位值班护士正站在那里。当我俩经过她身旁时，我出其不意地冲上前，将她的制服扯成好几块，于是，这位护士脱去了制服，仅仅身穿内衣裤站着。

这时，露丝说话了："艾瑞克森医生，你不该这样做。"她立即跑回房间，将那张扯破的床单拿出来，披在那位护士身上。

这件事之后，露丝变乖了很多，我让她亲眼看到了自己的恶劣行径。当然，那位护士事先已经得到了院长的知会，她经验老到，而且与我一样享受这出闹剧，倒是其余的护士们全吓呆了。医院里的医生们对我的行为议论纷纷，感到不可思议，但院长和我都知道这是正确之举。

露丝并未因此彻底安生下来，后来，她还从医院逃跑过，并在怀孕生子后将孩子送人领养。不过，最后她还是自愿返回了医院接受治疗，而且成了一位配合度很好的患者。两年后，她主动要求出院，在一家餐厅做起了侍者，不久后邂逅了一位年轻人，两个人结婚生子。而据我所知，她的婚姻十分美满，成为一位毫无争议的好母亲。

故事点评：

患者往往会被"不按常理出牌"的错误行为吓住，无论是神经官能症还是精神错乱的患者，都会做出这样的反应。

艾瑞克森的故事：行礼致敬

我在韦恩州立医学院教书的第一年，发生了件很有意思的事。我班上有位叫安妮的女孩，是个有名的迟到大王，她从高中时就每堂课都会迟到，老师家长提醒过无数次，她每次都信誓旦旦，保证以后绝不再犯，态度虽然真诚，行动上却依然如旧。不过，她的成绩倒是一向名列前茅。

　　上大学后，她依然遵循着这样的模式，成绩优异，但每堂课必然迟到。同组的实验伙伴们甚至直接当面诅咒她，要她滚出去，因为她耽误了大家实验的进度。面对人们的指责，她以一贯谦和有礼的态度面对，又是道歉又是保证，令人发不起火来。

　　不少同事知道我将接手她所在的班，都是一副等着看好戏的神情："她要是碰上了艾瑞克森，那一定会是场可怕的爆炸。"

　　第一天上课，到了八点时，大讲堂里人头攒动，学生们都已到齐——除了安妮。虽然我讲得很专注，但学生们根本无心听课，他们全都翘首以待，关注着门口的动静。终于，门打开了，安妮小心翼翼地缓步走进来，此时她已经迟到了足足20分钟。学生们立刻看向我，我则做出了"全体起立"的手势，然后单手行礼，向着安妮致敬。

　　我一直目送她从门口走进了教室，又从前排走到了后排，一直走到座位上。整个过程中，全班都鸦雀无声地和我一样向她致敬。那节课后，其他学生一哄即散，安妮和我成了最后离开课室的人，我与她一边聊着一些社交话题，一边一起走出了教室。当我们路过走廊时，一位迎面走来的大楼保安突然向她行礼致敬，一些站在附近的学生同样无声无息地向她行礼致敬，就连院长和院长秘书都不知何时走出了办公室，正向她举手致敬。那一整天，可怜的安妮无论走到哪里，都会受到旁人默默地行礼致敬。第二天以及往后的日子里，安妮总是第一个坐进课室。虽然，她能抵御得住旁人的责难，却承受不起人们无声的致敬。

故事点评：

当人们企图以惩戒来改变安妮的行为时，艾瑞克森却采取了其他的方法——向她所拥有的强大力量致敬。行礼是尊敬与服从的象征，艾瑞克森以此向她暗示：她错用了自身的力量。一旦认清了这一现实，她便会以建设性的方式运用内在力量。

故事中的很多人，都企图以语言控制安妮的行为，她则以实际行动表明，语言对她没有约束力。艾瑞克森采取的，却是非语言的策略，引导安妮了解自身的习惯对自己有害无益，而且，她完全可以用更有建设性的方式，表现出个人的掌控欲。改变的力量一向都藏在她心里，艾瑞克森便设计出了一个情境，让她有机会发生改变。

艾瑞克森的从容态度，显示出了他在应对各种情境上的充足信心。即使需要他与对方交锋，他也知道自己必定游刃有余。如果情境要求他温和，他便能表现出温和，如果情境需要他尖锐，他同样可以锐不可当。艾瑞克森所传达出的潜意识信息，源于他在处理情境方面的自信，我们也可以通过这个故事，寻找这种自我认同。

艾瑞克森的故事：咽喉瘤

有位护士总是自以为无所不知，她相继被好几家医院解雇，因为她总是想要指导医生，让他们按照她的话做出诊断并进行治疗。

她来找我求助时，说自己患了咽喉瘤，为此万分苦恼。我让她讲述自己的症状，然后对她说："你得的不是咽喉瘤，而是胃溃疡，位于十二指肠末端。"

"胡说八道！"她显得很生气。

我则表示："我可没胡说，你才是。"

她反驳道："我会向你证明，我并没有胃溃疡。"然后，她一连找了三位医生照 X 光片，结果证明我的诊断准确无误。她怒气冲冲地回来见我："你说对了，现在你准备拿我怎么办？"

我回答道："你是亚美尼亚人，你热爱辛辣的食物。你的姐姐和侄女每天都会打电话来和你不停诉苦，你必须学会及时挂断她们的电话，就是她们让你一直胃痛。除此之外，你可以放松心情，享受可口的食物。"

一个月后，她又去找了那三位医生复诊，他们全都证实，她的胃溃疡已经消失无踪。

我之所以做出了准确的判断，是因为她在描述症状时，最常说的就是："我无法吞下这个，我无法咽下那个。"她由此认定自己患了咽喉瘤，我却知道问题出在十二指肠，对此，我的建议简单明了："好好享受食物，挂断你姐姐和侄女的电话。"

故事点评：

这个故事里有个奇怪的现象，"无所不知"的护士在职场上飞扬跋扈，私底下对自己的姐姐与侄女却无法果断处理。艾瑞克森通过深度看见，窥见了她心中的矛盾，并故意表现出的坚决态度，也算是为这位患者树立了榜样。事实上，在这个故事中，艾瑞克森也采取了"无所不知"的态度，这让他看起来有些傲慢自大，然而，只有这样，他才可能说服患者听命行事。

有一次，艾瑞克森要求一位患者攀登女人峰，那位患者起初十分拒绝，后来有一天，我们一群人在与艾瑞克森进行会谈的时候，那位患者却突然造访，说自己已经攀登了女人峰，并且特意过来复命。听完她的简述，艾瑞克森并没多说什么，几句话就打发了她。

当那名患者离开后，大家对艾瑞克森要求她攀爬女人峰的事很感兴趣："你是想让她碰触到自己的内在感受吗？""你是想让她有机会成功地完成任务吗？"艾瑞克森的回答却令人跌破眼镜："只有这样，她才会服从我。"艾瑞克森经常强调，心理治疗师必须主导治疗的过程，就上面女护士的那个故事而言，艾瑞克森必须建立起权威，才能让她愿意奉命行事，挂断姐姐与侄女的电话。

艾瑞克森的故事：全新的每一天

花费了整整一个夏天，我终于把十亩土地上的灌木清除干净了，父亲则在秋天翻土、播种，到了第二年的春天，他种下了燕麦。这批燕麦长势非常好，我们一直期待着一场大丰收。记得夏末时的那个傍晚，我和父亲到燕麦田中检验成果，父亲看过一株株燕麦后说："照目前的情形来看，每亩地能收获300公斤燕麦，下周一的时候，我们就可以收割了。"

在回家途中，我们正兴高采烈地计算这么多燕麦能为家里带来多少收入时，天空开始下起了毛毛细雨，这场雨足足下了四天，而且片刻不停，第五天雨势稍微变小，我们就蹚着水来到了燕麦田，这时，田里已经连一株挺立的燕麦都见不到了。

然而，父亲却表示："我希望那些成熟的麦粒会因为泡了水而发芽，这样一来，今年秋天我们的牛就有青菜可以吃了——无论如何，明年又是全新的一年。"

故事点评：

这正是典型的"着眼未来"。明天又是全新的一天，太阳将会再次升起，无论发生任何事，都不会是世界末日，生命永远有重新开始与成长的希望——这样的主题，在艾瑞克森的故事中屡见不鲜。它是令人鼓舞的动力，也是防止自怜自艾的良药。

艾瑞克森的故事：成长

儿子蓝斯走进我的办公室，问道："我会永远都长得像根竹竿吗？"那时的他虽然很高，但也非常瘦。

我说道："长成竹竿，是每个人青少年时期逃不过的宿命。从现在开始，你可以期待某一天走进我的办公室，一边将夹克递给我，一边说：'从我的眼前消失吧，老爸！'"

一天，蓝斯一脸笑意地走进我的办公室，将他的夹克递给我，说："从我的眼前消失吧，老爸。"我穿上了他的夹克，发现袖子完全遮住了我的双手，而且肩部对我而言也太宽了。

故事点评：

艾瑞克森利用看似负面的特质，指出了其间具备的积极层面。在每一项负面事物中，他总能找出正面的价值。虽然优秀的心理治疗师都深谙此道，但艾瑞克森的功力无疑超过旁人。在这个故事里，艾瑞克森将儿子那如竹竿一样的身材，转化为他必将长得比父亲高——艾瑞克森很清楚，这种观点一定会让儿子产生正面的感受。蓝斯从此开始期待长得比父亲更高，那时父亲将穿不了蓝斯的夹克。

艾瑞克森还曾讲过一个他与蓝斯的故事。曾经一度，蓝斯觉得自己的老爸不够聪明，当他上了密歇根大学后，他告诉艾瑞克森："爸，我花了两年的时间发现，你其实是很有智慧的。"而过年后他又打电话给艾瑞克森："爸，你终于报仇了。我的大儿子刚刚发现我还有点脑筋，而其他三个儿子还不知道。"

杰佛瑞·萨德曾向我指出，艾瑞克森一直怀揣着目标。"有一次我问他：'你的目标是什么？'艾瑞克森毫不迟疑地回答：'等着看罗珊娜（他的女儿）的孩子出生。'不出所料，他一定会指向未来发生的事。"萨德又继续说道："他一向拥有这种积极的取向，这并非是固执，而是引人前进的火光。在艾瑞克森的心中，自有一把火炬引导着他前行。"

自律

My Voice Will Go With You

第十三章

艾瑞克森的故事：及早划清界限

一个周日，我们全家人正在阅读报纸时，克莉丝汀突然走向她的母亲，一把抢过母亲手中的报纸，并将它扔在地上。她母亲说："克莉丝汀，把报纸捡起来还给我，再向我说声对不起。"

"我不需要这么做。"克莉丝汀回答。

在场的每个家人都给她提出了一样的要求，她全都不听不理。于是，我让贝蒂把她抱进卧室，我先在床上躺了下来，贝蒂则把克莉丝汀放在我身边。克莉丝汀神情傲慢地望了望我，开始起身爬下床，我却一下子抓住了她的脚踝。她喊道："放开我！"

我回答："我不需要这么做。"

我们对峙了四个小时。她使劲踢打挣扎，如果她挣脱了束缚，我就立刻握住另一只脚踝，可以说，这真是一场拼命的战斗——就像是两个大力士在无声地摔跤。四个小时后，她终于认输了："我去捡起报纸还给妈妈。"

我乘机使出撒手锏："你不需要这么做。"

她的小脑筋开始快速运转，急忙说道："我会捡起报纸。我会还给妈妈。我会向妈妈道歉。"

我依旧不为所动："你不需要这么做。"

她不停地说道："我会捡起报纸。我要捡起报纸。我要向妈妈道歉。"

过了好久我才说出："很好。"

十年后的某一天，我的两个小女儿对她们的母亲无礼吼叫。我立即将她们叫了过来："我不认为对母亲吼叫是件好事，好好站在这块地毯上反省，想象我所说的话是不是有道理。"

克莉丝汀不服气地说道："我可以在这儿站上一整夜。"

罗珊却表示："我不认为对妈妈吼叫是件好事情，我会去向她道歉。"

我继续去忙我的工作，一个小时后，我去看克莉丝汀，她已经很疲累了，却依然不肯有所表示。又一个小时过去后，我对克莉丝汀说道："连挂钟上的表针都已经有气无力了，它们爬得可真慢。"又等了半小时，我再次去看克莉丝汀："我认为你刚才对妈妈的态度非常愚蠢，对自己的母亲大声吼叫实在是荒谬至极。"

她马上扑在我膝上，哭着说道："我也这么认为。"

除了以上两次，我又在她15岁时惩戒过她一次，算起来，我一共只惩戒过她三次。

故事点评：

艾瑞克森曾说过："在童年的认知发展过程中，现实、安全与疆界或极限的定义，将成为非常重要的课题……当人年幼、软弱却又无比聪慧的时候，必定如置身于一个知性、情绪此起彼伏却缺失界定的世界中，他渴望学习到什么才是真正的强大、稳固与安全。"

当克莉丝汀表达"投降"后，艾瑞克森本可以立即放手，但他却执意等到她说"我要……"才肯罢休。最后，她终于将"必须"改口成了"我要"，可见外在的良好行为已经在她身上得到内化。艾瑞克森以一贯的简洁方式，传达了内在良知或超我的发展过程。

同时，他也强调了早期"疆界与限度设定"的重要性。基于这些围绕着"强大与安全"的惩戒过程，艾瑞克森才能仅需要惩戒克莉丝汀三回而已，因为早年的教训早已深植于她心中。

艾瑞克森的故事：垃圾事件

孩子们记不清幼年时的事，但我却对他们的每段经历记忆犹新。

在罗勃小时候，曾向我郑重其事地宣布："我已经够大够壮了，可以做扔垃圾这项任务了。"

我表示怀疑，他却坚定地为自己的能力辩护，于是，我同意了："好，你可以从下周一开始负责扔垃圾。"

在周一和周二，他都认真完成了任务，等到周三，他却忘了这回事。周四时，我提醒了他一回，他按时把垃圾扔了出去，但随后的周五周六他又忘了这份职责。在周六晚上，我故意和孩子们做了很多刺激的游戏，足以令罗勃兴高采烈却又精疲力竭。不仅如此，我还特意给了他一项特权，可以想玩多晚就玩多晚，到了午夜一点钟的时候，他终于表示："我想我该上床睡觉了。"

我放他去睡觉，然而到了凌晨三点时，我去叫醒了罗勃，满脸歉意地向他表示，我忘了提醒他将垃圾拿出去。在我的恳请和道歉下，他十分不情愿地穿上衣服，将垃圾拿出去扔了。

完成任务后，他重新上床睡觉，而我在确定他睡熟后，又一次叫醒了他。这一次，我的态度显得更加内疚与诚恳，我告诉他，我实在不知道怎么会有包垃圾被遗漏在厨房里，希望他可以再次下床出门，将那包被遗漏的垃圾扔掉。他不得不再次换衣服，出门将垃圾拿出屋外，扔到小巷里的垃圾桶中。然而这次他回来后，却没有急着睡觉，而是陷入了某种沉思中，之后，他先是跑回放着垃圾桶的小巷，查看自己是否关好了垃圾桶的盖子，然后去厨房看了看，这才安心地走回卧室，全程我一直对他不停致歉，直到他上床睡觉。从那之后，他再也没有忘记过扔垃圾。

故事点评：

事实上，罗勃清楚地记得此事。当我提到想要写出这个故事时，他甚至在回忆过程中发出了痛苦的呻吟。

艾瑞克森的故事：六岁的偷窃狂

一对夫妇找我求助时，显得十分绝望："我们该拿六岁的女儿怎么办？她偷我们的东西，也偷我们朋友和她朋友的东西，带她上街购物时，她还会偷店里的东西。我们送她去了女生夏令营，刚过了一天，她就带回了其他女孩的东西——有些东西上面还写着原先主人的名字。她编造了很多谎言，比如说那些偷来的东西全是她自己的物品。有什么方法可以整治这个小偷外加小骗子吗？"

我让他们放心，说我自有办法，然后我给这位小女孩写了封信："亲爱的海蒂，我是你六岁的成长小精灵。每个孩子都会有一个成长小精灵，却从来没有人看见过这个小精灵，因此你也从来没有看见过我。或许，你会想要知道我的长相如何，我在头顶上、前额上以及下巴上都长着眼睛，这样我才能清楚地看见我负责看守的孩子所做的一切。

"如今，我看着你慢慢地学会了许多事情。我对你热衷学习的态度深感满意，而有些事情，似乎比别的事要难学不少。此外，我也有许多耳朵，我的耳朵不长在头顶上，而是长在脸颊的旋转关节上，我可以自由调整它们的方向，以此听到四面八方传来的信息。我的脖子、身体侧面、后腿和尾巴上也长满了耳朵。尾巴末端的那个耳朵是最大的一个，我可以自由转动这个大耳朵的方向，好听见你所说的每一句话，以及每件事情过程中发出的一切声音。

"我一共有三只左前脚与一只右前脚，一只脚上有32根指头，这也是我的字迹如此丑的原因，因为我老是不记得该用哪些指头夹住铅笔。此外，我还有7只后脚。我喜欢光着脚丫子到处溜达，但你也知道，凤凰城的夏天有多么热，所以，我会在其中两只后脚上穿上鞋子。"

属于小精灵的故事，彻底矫正了她的行为。

后来，我被邀请去参与小女孩的七岁生日宴会，我婉拒了对方的盛情，因为我不是七岁小孩的成长小精灵，对七岁小孩的事知之甚少。然而，我作为六岁小孩的成长小精灵，却很高兴一路照顾她、聆听她，伴她走过一年的时光。

故事点评：

在帮助孩子健全道德体系的过程中，艾瑞克森总是刻意避免使用类似"禁止""应该"以及"规范"之类的描述。在这个故事中，他采取的立场与他一贯的态度相一致——都是以一种有趣的方式呈现出教训，而非怒气冲冲地斥责。事实上，在所有关于训诫的故事中，艾瑞克森的态度总是坚定却并不严酷，他的真正目的，是帮助孩子发展出属于个人的自主意志与自律精神。

　　在这个故事中，六岁的小女孩已被父母标上了偷窃狂与骗子的标签，艾瑞克森却并未纠结于女孩偷窃的原因，相反，他通过深度看见，认定小女孩需要的是一个内化的超我，于是，通过写信的方式与对方产生共鸣，为小女孩开启了一个内在监护的人物形象，并激活了她的自律系统。

艾瑞克森的故事：复活节兔子的来信

　　一位母亲带着她七岁的女儿来见我："因为她哥哥姐姐的缘故，她已经不相信有圣诞老人了，现在，我很希望维护她对复活节兔子的信任，因为以后等她到了八岁，也就不会再相信有复活节兔子这回事了。"

　　于是，我以复活节兔子的身份给小女孩写了封信，我告诉她，我是如何不辞辛劳地四处寻找世界上最硬的复活蛋，即使脚跳酸了也不放弃，因为我认为她应该获得这样的好礼物。我在信中写道："当我跳过仙人掌时，因为估算错误，扎了几根刺在身上，可真是太疼了。我还差点被一只响尾蛇咬到，此外，有只善良的野驴顺道载了我一程，它很热心，但是实在有点笨，它把我带错了方向，我只好一路再跳回来。倒霉的是，我还和一只年轻的兔子一起搭错了便车，我不得不再次跳回了原点！"

　　我接着写道："我再也不会因为贪图方便而任意搭便车了，这实在不是一件好事情。"

　　小女孩拿着我的信去参加学校的"献宝活动"，在那年的复活节，她获得了一枚世上最坚硬的蛋——银器玛瑙制成的复活蛋！

　　如今，人们依旧不时地向我求助，请求我通过电话为他们的子女扮演圣诞老人，我一次次故技重施，用对待孩子们父辈的方式，继续对待他们，我则获得了信件不断被带至"献宝活动"中发表的殊荣。

故事点评：

　　作为心理治疗师，不妨尽可能地为患者提供帮助。在"六岁的偷窃狂"故事中，小女孩需要的是内化的超我，而在"复活节兔子的来信"故事里，小女孩需要的则是复活节兔子存在的证明。如果兔子能写信，它们势必确实存在。严格地说，这故事的目的并非灌输任何价值观，然而，当孩子在年幼时有机会拥有这类经历，他们将会在成年之后，更懂得幻想与奇怪念头所蕴含的价值。

艾瑞克森的故事：让患者自行奋战

　　罗勃在七岁时过马路被一辆卡车撞倒。警方事后将我带去指认那个口袋中有张署名"巴比"考卷的孩子。我望着躺在撒马利亚人医院中的罗勃，向医生询问："他伤势如何？"对方回答："两根大腿骨都断了，骨盆碎了，头盖骨也裂了，有脑震荡的现象。我们目前正在检查他是否有严重的内伤。"我待在医院里，一直等到那位医生告诉我没有其他内伤后，才算是松了口气，随即我问道："以目前的状况来说，他以后会怎样？"

　　那位医生表示："他如果能熬过 48 小时的话，有可能会活下来。"

　　我回家后立即叫来了全家人："我们都认识罗勃。我们也知道当罗勃非得做某件事时，他总会毫不犹豫，并且把事情做得很好。此时此刻，罗勃正待在撒马利亚人医院里，一辆卡车撞到了他，将他的两条腿撞断、骨盆撞碎、头盖骨撞裂了，而且还撞击了他的头部，令他产生了所谓的脑震荡现象。所以，他现在既认不出任何人，也无法正常思考。我们需要等上 48 个小时，才能知道罗勃是否有机会活下去。现在，大家听好，我们都认识罗勃，知道他总是能将事情出色地完成，也都以他为傲，你们可以为他流些眼泪，但如果你们痛哭流涕，我会认为这是对罗勃极大的不尊重。出自对罗勃的尊重，我认为大家应该像平常那样分担家务，安心地吃顿晚餐，专心地写功课，而且准时上床睡觉——非但准时上床睡觉，更该好好睡一觉。"

有两个孩子掉了几滴眼泪，而后所有人吃了一顿丰盛的晚餐，并分担了应做的家务。随后他们写完了家庭作业，全都准时上床睡觉了。

在那关键的 48 小时当中，我们全都坚信罗勃一定会活下来。

48 小时后，我告诉全家人，我们应该让罗勃独自待在医院中完成"设法康复"这项艰巨任务，如果我们去探视他，会耗损他的精力，他的精力可不是用来应付家里人的。当时，我并不知道妻子竟然背着我每天偷偷到医院中探视罗勃，她会轻轻走入病房，并在病床前安静地坐下。有时，罗勃会翻个身，背对着她继续休息。有时，他会告诉她："回家去！"有时候，他则会在问她一两个问题后请她回家，而她总是按照他的意思行事。

我们送给了罗勃许多礼物，却总是托护士转交给他，从未亲自将礼物送到他手上。

我时常到医院去，但总站在护理站内，隔着窗户观察罗勃的情况，罗勃一直不知道我就在附近。

事故发生在 12 月 5 日，而罗勃直到次年的 3 月底才全身裹着石膏出院。负责抬担架的医护人员在走进家门时，差点跌倒在地，罗勃却一副兴高采烈的模样。当他被抬进客厅时，他说道："我真高兴能有像你们这样的父母，你们从不到医院里来

打扰我。其他那些孩子可没我这么幸运，他们的父母每天下午
都会来，引得他们哭个不停，每天晚上会再来一次，那些可怜
的孩子又得再掉一回眼泪。到了周日的时候，情况就更糟了，
我真讨厌那些父母，他们根本不让孩子有机会康复。"

　　当我还是个实习医生的时候，我曾在患者接见访客一小时
之前测量他们的体温、呼吸速率以及脉搏，并在访客离去一小
时后再次测量这些指标。事实证明，每当患者接见过访客后，
他的体温总会上升，呼吸速率会加快，血压则会激增。那时我
就下定决心，如果有朝一日我的妻子或儿女不幸住院，我一定
不会去探视，直到他们的血压、心跳、呼吸以及体温已经恢复
正常，不至于受到外因太大影响时，我才会考虑出现在他们面
前。总而言之，住院的患者需要集中精力恢复健康，而不是耗
损力气让那些身强力壮的亲属们安心。

故事点评：

　　艾瑞克森其实是通过这个故事，回答了人们常对他提出的
一个问题："有必要去感受悲伤或失落的痛苦吗？"很多人或
许认为，艾瑞克森身为父亲太过冷酷了，然而，艾瑞克森却真
切地认为，当人身染重病时，必须不受干扰地进行自我治愈的
"工作"，访客只能让患者耗费精神，有害无益。不过，他本
人显然也无法克制关怀之情，比如经常到护理站观察儿子的状
况。艾瑞克森家的孩子从很小的时候，就已经学会了不对疾病

或伤害大惊小怪，他们对这种自给自足的能力引以为傲。

　　听完这个故事后，一位学生曾愤怒地质问艾瑞克森为何不去探视罗勃，或运用催眠疗法"协助他尽快好转"。艾瑞克森回答："孩子不可能在和我生活了这么久之后，还学不到任何东西。我一直告诉孩子们要忽视痛苦，并且重视生理上的舒适。就拿我的女儿罗珊来说，她会因为擦破膝盖哭得惊天动地，巴不得整个城市都听到她的哭号。她的母亲立刻去查看她的伤势，而当我过去时，听见她的母亲对她说：'妈妈会亲吻你的伤口，你就不会再感到疼了。'真是不可思议，母亲的吻竟然具有如此强大的麻醉力。"

　　在艾瑞克森看来，对那种无伤大雅的擦伤来说，利用"母性"的抚慰确实有效，但性命攸关的情况之下，最好的治愈之道，则是尽可能地让患者独自奋斗。在这段回答中，艾瑞克森顺便纠正了一项关于自我催眠的错误观念。他表示，并非一定要通过既定的仪式进行诱导，才能达到自我催眠的效果，事实上，只需要意识到"忽视痛苦，重视生理上的舒适"，就可以产生催眠效果。换句话说，如果人们接纳了某种价值与信念，其对他产生的影响，将和"催眠"一样强烈。

　　在这里，艾瑞克森传达的立场不仅针对患者与家属，还表明了父母们或帮助者都应该学会站在一旁，只有当事人提出要求时，才能伸出援手。因此，当罗勃告诉她母亲"回家去"时，她毫无异议地起身而去。

　　如果我们以内在的角度审视这个故事，会发现"孩子"一向知道自己的需要，成年人的干扰只会延误孩子们的自我治愈与成长，而且，这种延误常会以非常直接的方式予以展现。艾瑞克森在故事中说到了外界干扰对人血压、心跳与呼吸的影响，他其实也在指明，当为人父母者将本身的焦虑传达给孩子时，孩子的自然生理反应也会横遭破坏。

就另一方面来说，当一个人内心的"父母"形象处在焦虑中时，个人的成长也会受到阻碍，就像父母在探望孩子时，孩子会流泪哭泣。就内在层面来说，套用霍妮的说法就是当"应该"的声音太过迫切时，我们便会感到悲伤或自我憎恨。所以，艾瑞克森在回应学生的质疑时，与其说他强调了"母亲的吻"的非凡疗效，不如说，一个人如果能成为自己的好母亲，并懂得爱自己，这件事便具有了卓越的"麻醉"效果，足以减轻内在的痛苦与质疑。

而就心理治疗而言，当患者进行自我成长时，治疗师也绝不应该横加干涉。

艾瑞克森的故事：自然而然

一位年轻律师来找我，说他准备和太太搬去亚利桑那州，因此必须参加那个州的律师资格考试。奇怪的是，他明明业务能力很强，但是却连续五次都没通过考试。

　　他来找我的时候，正好是第六次考试的前一天，我问完了考试的流程和细节后，便将他引入深度催眠状态："你明天早上必须去土桑市考试，一共考上三天，你需要一早就动身，然后开车去那里。在 250 公里的路程中，你能欣赏到高速公路沿途的风景。当到达美丽的土桑市后，你会不经意就找到停车位，然后你看到一栋建筑，虽然有些疑惑，你还是走了进去。你会看到很多人，他们并不理会你，你还会看到一沓试卷，你拿了一张试卷和蓝皮书，找了一个舒服的椅子坐下。你把所有试题看过一遍，却看不出任何头绪，你又把第一题看了一遍，开始发现有些意思。就这样，你一点点发现了线索，然后，线索越来越多，你完成了一道题，又用同样的方法做完了另一道题，就这样，你写完了全部试题。"

　　我继续说："当天晚上，你会在土桑市惬意地闲逛，欣赏各处的风景。你胃口会很好，并且享受一顿美食。上床前你散步一会儿，享受亚利桑那州的好气候，然后你上床睡一个好觉。周五醒来时，你觉得焕然一新。吃过一顿精美的早餐后，你走进那栋建筑物，重复着前一天所做的事。做完试题后，你依然会到处溜达，享受美景与美食，然后安然入睡。而在周六，这一切会再重演一遍。"

　　大约一年后，一位孕妇进到我的办公室自报家门，我一下子就认出了她的夫姓，正是之前那位成功通过考试、并移居亚利桑那州的年轻律师。律师的妻子告诉我："我现在马上要去医院生产，我想要利用催眠分娩。"我将她引入催眠状态，然后对她说："到医院去吧！告诉医生和护士，你只是要到产房生下宝宝，而且不要接受任何形式的药物和麻醉，除此以外，请尽量配合他们。当你躺在分娩台时，你会想着这个宝宝是男孩还是女孩？有多重？多高？头发会是什么颜色？眼睛又是什么颜色？你想为他取什么名字？你先生挑的又是什么名字？当你躺在那里等待与宝宝见面时，你已经开始享受拥有宝宝的好心情了。你怀着愉悦的心情等着宝宝的第一声啼哭。想想看，有个宝宝会多幸福，你先生会多开心，你们住在亚利桑那会多美好。"

她去了医院，然后，当她享受这些想法时，产科医生突然说道："太太，这是你的宝宝。"然后医生把男婴举到了她的面前。

艾瑞克森的故事：周日补上周的课

有一位医学院的学生，总是忘记周六还要到校上课，他会在周六清晨按时醒来，然后出门去打高尔夫球。

后来，他上了我的课，我告诉他每周一共有七天，周六依然是上学的日子，并且，我很愿意为他补课，只是补课的日子只能固定在周日。之后我说道："明天早晨，也就是周日早晨八点钟，请准时去20公里以外的韦恩县立医院，然后到我的办公室里等我。如果我迟到了几分钟，也千万不要介意，我不会忘了这回事，也不会忘记你。你可以利用等待的时间做作业，如果你写完了作业，可以在下午四点钟回家。"

　　你们应该猜到了，他坐在我的办公室里等了我一整天，直到下午四点才走。

　　第二周的周日早晨八点，他又准时到了我的办公室，满心期待我会记得与他的约定，然而我又再次爽约了。

　　第三个周日，我没有忘记赴约，并且当着他的面和好几位有趣又和善的患者进行了会谈，这些案例深深吸引了他，以至于他到了下午四点都不愿意离开，一直待到了五点钟才恋恋不舍地回家。那天之后，他再也没有忘记过周六的课。

故事点评：

　　这个故事中的治疗原则，与艾瑞克森教育克莉丝汀时所使用的惩戒原则相同，正是"以其人之道还治其人之身"。故事里的学生忘了周六的课，艾瑞克森便也"忘记"了周日的补课。虽然我们不知道这位学生为何如此守信，一连数个周日赶赴 20 公里，即使艾瑞克森并未现身也不放弃，我们无法求证。或许，他很高兴能获得特别的关注，又或者艾瑞克森"处方"中的严格考验对他产生了吸引力。无论如何，艾瑞克森最终给这位学生提供了一连串有趣的会谈作为奖励，由此，考验变成了正面的经验。而此后，这位学生便会渴望准时出现在周六的课堂上，期待与艾瑞克森做进一步的正面接触。

　　值得注意的是，故事里的惩戒并非是以处罚的方式出现的。就某种层面来说，有一件事这位学生心知肚明，正如克莉丝汀心里十分清楚的那样，那就是：艾瑞克森并没有生气，他只是真心想帮助对方自律罢了。

艾瑞克森的故事：小孩独特的行事风格

我收到了一封由年仅一岁半的孙女写来的信，当然，是由她的母亲代笔完成的。一岁半的吉儿终于有机会首次去游泳池游玩，然而，当她的脚被水弄湿时，她开始大声哭泣，当她的手臂弄湿时，她更是哭着紧抓住母亲不放。她不断哭泣，而且将母亲抓得越来越紧，直到母亲让吉儿主导整个过程为止。

现在，她已经开始计划下一次造访游泳池的行程了，并且不忘教育母亲："让我按照我自己的进度处理这件事。"

我的孙子和孙女们自有一套应对生活的方法，而且个个坚决果断。当他们想要做某件事时，一定毫不迟疑，而且会以自己的独特风格完成此事，而他们的母亲总是能事无巨细地描述出这些事。我准备好好保留这些信件，未来没准会装订成册，等这些孩子十六七岁，开始哀叹父母缺乏智慧时，再送给他们聊表纪念。

故事点评：

故事中最重要的一句话是："他们会以自己的独特风格完成此事。"艾瑞克森不仅将这个原则用在了患者身上，也用在了自己孩子的身上。患者永远有权力选择独特的解决之道，而这样的态度，势必能增强孩子或患者的个人价值，并让他们拥有了自律的倾向。

艾瑞克森的故事：揍屁股

在我的儿子蓝斯上小学时，一天他在放学后跑来对我说："爸爸，学校里其他的孩子全都被揍过屁股，而我却没有过，所以我想要你揍我一顿屁股。"

我回答："可我没有理由要揍你屁股。"

他说道："我会给你一个好理由的。"于是他走出去，打破了诊所的一扇窗户。

他返回来问我："现在，我可以被揍了吗？"

我摇头："不，我该做的是换一扇玻璃窗，揍你一顿根本于事无补。"

他生气地跑了出去，又打破了另一扇玻璃窗："现在你可以揍我了吧！"

我回答："不，我得多换一扇玻璃窗了。"为了想挨揍，他一连打破了七块玻璃窗。而当他第七次跑出去时，我站在公寓的阳台上，将他七辆心爱的玩具小卡车在阳台栏杆上一字排开。在蓝斯第七次进屋挑衅时，我不仅再次拒绝了他揍屁股的请求，而且说道："现在，你有七辆小卡车正在阳台的栏杆上排队，我准备让第一辆卡车马上出发，希望它会及时刹车，不至于摔到楼下的人行道上……哎呀，真是不幸！现在，希望第二辆可以及时刹住车。"由此，他失去了七辆心爱的小卡车。

大约三个礼拜后，一天他兴高采烈地回到家，我却一把抓住他，将他横放在我的膝上，揍了他的屁股。他感到莫名其妙："你为什么要这么做？"

我说道："我记得你曾经要求过我揍你屁股，而我当时没有满足你的愿望。"

他回答："我现在有些懂了。"

当然，我没有真的狠狠揍他，只是虚张声势地轻轻打了几下。

故事点评：

在这个故事里，艾瑞克森示范了惩戒子女及治疗患者的一项重要原则——他绝对不会按照对方的要求行事，而是会根据情况给出最合适的应对。在他教导罗勃遵守诺言，必须在半夜扔垃圾的故事中，我们就领教过他这种态度，他故意在深夜

"提醒"罗勃应负的责任，因为他知道，这类提醒必然令人印象深刻。

而在下面的故事中，我们会看到，他是如何"不合时宜"地督促某人去做某事，借以达成训诫的目的。

艾瑞克森的故事：砰地关上门

当我正在办公室里举行一场小型研讨会的时候，我的孙子道克拉斯突然闯了进来，他向我展示了他新买的运动鞋，然后转身离去。大约40分钟后，他又来了，当时我正在示范如何加深催眠状态。

我告诉他："道格拉斯，赶紧离开。"而他竟然装傻："我听不见你在说什么。"

"赶紧离开，"我重复，"到屋子里去。"

道格拉斯只好走出办公室，却故意砰地将门狠狠关上。很显然，他并不愿离去，但他不该"砰"的一声关上门。如果他是我的儿子，我会用亲切的口吻要求他："请将门砰地关上。"我还会专挑他忙着看书时要求他做这件事，他虽然满腹狐疑，但是一定会遵命行事。我会谢谢他，并一次次要求他"再做一次"。

他会说："可是我想要看书。"

"不管如何，请再次把门砰地关上。"我会继续要求。这样过不了多久，他就会问我为何总是要求他砰地关上门，我会借机提醒他之前发生的事："你当时砰地关门的方式，让我认为你喜欢这么做。"

他一定会承认："我并不喜欢将门砰地关上。"

在这类情境中，人们很快就能发现，某些事情并不符合自己的本意。

故事点评：

在这个故事和"揍屁股"的故事里，艾瑞克森都在以深度看见的视角，为人们提供着正确的药方。命令道格拉斯在并不情愿的情况下大声关门，势必会让他发现自己并不"喜欢"这样做。经过这场教训，未来的他或许会努力控制自己的行为，并设法去做真正"渴望"的事，至少，他会对自己的言行有着更深层的认知。

我们一再见到艾瑞克森在不同的情境中，对不同的对象运用过这一原则。他会设法"回应"对方的不当行为，或是命令对方一再重复那些不当的行为。在运用这一原则的过程中，他从不表露讽刺、气恼或愤怒的情绪，而是给出标准的"好奇"态度："我很好奇，如果我要求道格拉斯砰地关门，将会产生什么结果？"

艾瑞克森自始至终保持着"赤子般"的好奇，这是一种真正属于科学家的研究态度。

附录

My Voice Will Go With You

1980 年 3 月 27 日星期四，我收到了噩耗：艾瑞克森已经溘然长逝，享年 78 岁。

当时，我正在犹他州的滑雪胜地雪鸟城度假，听到消息后，立刻就给贝蒂·艾瑞克森去电致意。贝蒂告诉我，艾瑞克森在上周五完成了为期一周的例行教学工作，还在 12 本书上亲笔签了名，周六，他感到有些累，而到了周日清晨，他的呼吸突然中断。贝蒂·艾瑞克森立即替他进行人工呼吸，并将他送往医院。急救过程中，艾瑞克森的血压始终停留在 40 左右，即使注射药剂也不见效。医生诊断，艾瑞克森是由细菌感染引发了麻痹症状，一种链珠球菌造成了腹膜炎，即使是最高剂量的抗生素也难以起到作用了。

他的家人迅速从各地赶到病榻前，这是一个有着超强凝聚力的大家庭，其中包括他的四个儿子、四个女儿，以及众多的孙子、孙女、曾孙、曾孙女。当艾瑞克森处于弥留之际时，家人都陪在身边，他走得十分安详，而这也正符合了他生前曾一再提及的愿望——在家人、朋友的垂顾下，含笑撒手人寰。

为了参加艾瑞克森的葬礼，我一路开车，总算是赶到了犹他州的盐湖城机场。下了飞机后，凤凰城一片晴朗温和，与我之前身处的凄凉山巅形成了鲜明的对比。

葬礼简单而隆重。艾瑞克森的遗体将会火化，骨灰撒在他生前热爱的女人峰山顶。记得在悼念环节中，皮尔森作为与艾瑞克森共事的友人，最后一句发言是："艾瑞克森以一己之力，对抗了整个精神医疗界，而他最终战胜了所有反对的声浪。"

　　葬礼结束后，贝蒂·艾瑞克森表示有些资料要交给我处理，这些资料正是艾瑞克森与萨尔瓦多·米奴钦的信件。贝蒂·艾瑞克森替我征询过米奴钦的意见，是否同意我在本书中摘录他的信件内容，米奴钦慷慨应允。米奴钦在给艾瑞克森的最后一封信中，是这么写的："与你的会面令人回味无穷。我这一生当中，只见过少数堪称不平凡的人物，而你绝对名列其中。你能够留意到单纯的瞬间，并具体描绘出其间的复杂特性，你对人类运用内在潜力的能力深具信心，这种态度让我印象深刻。"

　　1979 年，当我造访凤凰城时，曾有幸浏览艾瑞克森的藏书。我惊讶地发现，书架上许多书籍都是作者本人亲笔题字后送给艾瑞克森的，字里行间充满了感激之情。而书架上的书籍包罗万象，绝非只在催眠与心理治疗领域而已，有的讲的是都市规划设计，有些则是文学作品，而作者的题词往往感情洋溢，比如有人写道："感谢您教会我如何深度看见，分辨知识与认识之间的分界。"

　　对于那些和我一样的后辈而言，能亲眼见到艾瑞克森在古稀之年获得大众的肯定，并以他的专业技巧让更多人受益，我们心中的快慰可想而知。在专业催眠领域中，艾瑞克森理所当然地居于领袖地位，他曾经是美国临床催眠学会的创始编辑，在 20 世纪 50 年代期间，他甚至替《大英百科全书》撰写了关于催眠的文章。多年以来，他给无数心理学专业人员提供了颇有意义的建言。

尽管艾瑞克森拥有如此辉煌的历史，但心理学领域外，却长久以来鲜有人听过他的大名。直到借助杰·哈利的一系列相关文章，大众才终于对米尔顿·艾瑞克森产生了浓厚的兴趣，在他生前的最后一年，来电预约与他见面的人，都被告知至少要等待一年以上。

对绝大多数人来说，亲见艾瑞克森的催眠过程，实在是遥不可及的梦想。于是，我开始思考整理艾瑞克森的故事和治疗理念，让大众拥有亲瞻大师风采的机会。而在 1979 年 8 月，米尔顿·艾瑞克森慷慨允诺，让我着手整理一本有关他的"故事"的书。

本书中收录的，正是艾瑞克森多年以来对患者与学生述说的故事。在其生命的最后六年当中，他几乎每天都会与众多心理治疗师见面，一谈便是四五个小时之久。在这些会谈中，他不仅讨论催眠和心理治疗，同时也借助他最擅长的故事模式，讨论生活的哲学。

为遵守维护隐私原则，本书故事中出场的人物，仅保留了艾瑞克森家族成员的真实姓名，我确信艾瑞克森的家人不会对此产生异议。

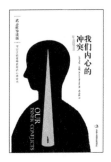

《我们内心的冲突》

[美]卡伦·霍妮 著

每个人都有内心冲突，但什么样的冲突会导致心理疾病呢？
这些冲突是如何形成的，怎样才能从这些冲突中突围呢？
本书是世界著名心理学家和精神病学家卡伦·霍妮的代表
作，导读则是在中国享有盛誉的资深心理咨询师、畅销书作
家武志红。

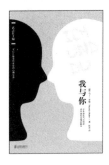

《我与你》

[德]马丁·布伯 著

《我与你》是二十世纪最伟大的哲学家之一的马丁·布伯的
代表性作品；武志红老师主编和精彩导读。武志红说："一
直以来，对我影响最重要的一本书，是马丁·布伯的《我与
你》。"

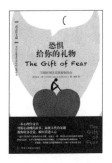

《恐惧给你的礼物》

[美]加文·德·贝克尔 著

一本心理学奇书。用惊心动魄的故事，凝视人性的深渊。教
你依靠直觉，瞬间看透人心。这本书是每个人必备的生存手
册，是加文·德·贝克尔亲身经历和丰富经验的真实总结。
它史无前例提出的危险预测法，在关键时刻可以救你的命。
武志红老师主编和精彩导读。

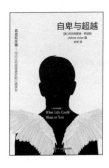

《自卑与超越》

[奥]阿尔弗雷德·阿德勒 著

《自卑与超越》是个体心理学的先驱——阿尔弗雷德·阿
德勒的代表作品，是人类个体心理学经典著作。
武志红老师主编和精彩导读。

武志红主编
可以让你变得更好的心理学书

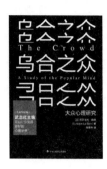

《乌合之众》
[法]古斯塔夫·勒庞 著

《乌合之众》是群体心理学的巅峰之作；弗洛伊德、荣格、托克维尔等心理学大师，和罗斯福、丘吉尔、戴高乐等政治家都深受该书影响。
武志红老师主编和精彩导读。

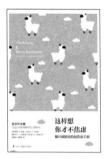

《这样想，你才不焦虑》
[美]亚伦·T.贝克 [加]大卫·A.克拉克 著

认知心理疗法的权威作品，让人们远离焦虑困扰。
武志红老师主编和精彩导读。

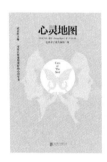

《心灵地图》
[美]托马斯·摩尔 著

这是一本影响深远的书，将告诉我们如何在阴影中行走，它补全了我们失落的一角。

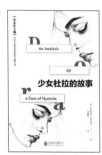

《少女杜拉的故事》
[奥]西格蒙德·弗洛伊德 著

《少女杜拉的故事》是弗洛伊德将精神分析和释梦理论运用于实践的经典案例。读这本书不仅可以领略到精神分析强大、诱人的魅力，还可以从中寻找到走出原生家庭，获得治愈的路。

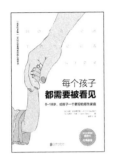

《每个孩子都需要被看见》

[加]戈登·诺伊费尔德 [加]加博尔·马泰 著

本书从父母与孩子的依恋关系入手，深入剖析不健康原生家庭是如何伤害孩子的，并提出原生依恋关系的6种建立方式。知名心理学家武志红主编并作序推荐。

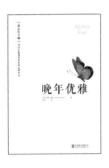

《晚年优雅》

[美]托马斯·摩尔 著

心智不经磨难，就不会成熟；灵魂不经淬炼，就不会呈现。而《晚年优雅》这本书，让我们看到了变老的另一种模式——接纳变老的事实，让灵魂经受淬炼。

畅销书《心灵地图》作者托马斯·摩尔的又一部力作！武志红老师主编和精彩导读。

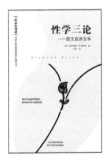

《性学三论》

[奥] 西格蒙德·弗洛伊德 著

我们对性的所有困惑，都将在本书中找到答案。

《性学三论》是人类性学领域的奠基之作，可以让人从本质上了解"性"，而这些本质的了解，不仅能帮我们正视自己的性，更能帮我们懂得别人的性，从而将性衍生为生命的动力。

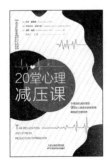

《20堂心理减压课》

[美]玛莎·戴维斯 伊丽莎白·埃谢尔曼 马修·麦凯 著

本书扎根于心理学的研究和临床实践，提供了20种非常有效的减压方法。这些方法简单、实用、权威，无论你承受着怎样的压力，也无论你的性别、年龄、偏好和习惯，你都能从中找到一种或多种适合的方法，帮助自己在压力下穿行，游刃有余。

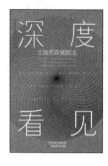

《深度看见》

[美]米尔顿·艾瑞克森 史德奈·罗森 著

作为现代催眠之父，这本书以纪实的方式，记录了艾瑞克森进行催眠的完整过程，不仅包含众多真实案例，更有他对于催眠及潜意识所总结出的珍贵经验，是了解催眠和潜意识领域的必读书目。